痛みが消えていく
身体の使い「型」

伊藤和磨

光文社新書

はじめに

私はこの22年間、長引く痛みに心が挫《くじ》けて治すことを諦めてしまった人たちを診てきました。痛みは、シロアリが柱を喰《く》い潰《つぶ》すように、精神を少しずつ蝕《むしば》んで脆弱《ぜいじやく》にしていきます。自尊心や生きていく気力を失い、精神が病んで生活が破綻《はたん》してしまう人も珍しくありません。医学的な知識を豊富に有している専門家でも、いざ自分が身体《からだ》を壊すと素人のように慌てふためくものです。

これは慢性痛を経験したことがない人には、理解し難いことかもしれません。

痛みは、ストレスや体調、性格、疲労によって感じ方や反応が異なりますが、痛み自体が最も強いストレスになり得ることを、もっと多くの人が理解するべきです。

痛みを放置すると、脳内の痛みを伝達する神経回路に異変が起きて、痛みの感じ方や解釈のしかたが変化してしまいます。そして、脳が**架空の痛み**を生じさせることもあります。

いずれにせよ、神経系のダメージが大きくなる前に、原因を探して対処していくことが重要です。

私自身も持病の坐骨《ざこつ》神経痛が悪化し、歩くどころか1分間も立っていられない時期がありました。信号の色が変わる前に横断歩道を渡り切るのがやっとの状態になったとき、腰痛症の専門トレーナーとして惨《みじ》めで情けない気持ちになりました。

複数の病院で検査を受けた結果、「椎間板《ついかんばん》が完全に潰れているから、手術をしなければ歩けなくなる可能性がある」と忠告されましたが、メスや薬に頼ることなく自分のやり方で治すことを決意しました。

自分のやり方とは、姿勢、呼吸、歩き方、かがんだりしゃがんだりするときのフォームなど、なんとなくやってきたことを見直して実践することです。

姿勢や呼吸、フォームを意識して動くようになってから、1カ月半くらいで痛みと不安がなくなっていき、いつの間にか普通に歩けるようになっていたのです。

この経験を通じて学んだことは、**身体の使い型**がどれほど重要か、ということです（ここではあえて「方」ではなく「型」と表記します。理由は第1章で述べます）。

多くの人は、立っているつもり、座れているつもり、歩けているつもりでも、実際にはきちんとできていません。点数をつけるとしたら、良くて60点くらいでしょうか。

私たちは、**基本の型**というものを教わったことがありません。すべて**我流**であり、いわば**型なし**です。型なしで崩れた姿勢や間違った動作パターンを繰り返していたら、いずれどこかに問題が起きてもおかしくありません。

ほとんどの慢性痛や不調は、長年の姿勢や身体の使い方の癖が原因で起きています。ですから、基本の型を身につけて実践することしか、根本から解決する手段はないのです。

はじめはうまくいかなくても、やり続けていれば必ず身につきます。**「知っている」から「やっている」に変わったとき、治らないと思い込んでいた症状も、きっと改善されるはずです。**

誰かに治してもらおうと他者に望みを託すよりも、自分の身を守る知識とスキルを習得する方が、確実にコンディションは上向きになります。

一人でも多くの人が機能的な身体の使い方を実践して、生涯を痛みなく暮らせるようになれば嬉しい限りです。

※本書では、文章や写真、イラストだけでなく、動画で「型」やエクササイズの解説を行います。スマートフォンの「カメラ」アプリを立ち上げ、本文中のＱＲコードにかざすと、ＹｏｕＴｕｂｅに移動し、解説動画を見ることができます。

※動画の音声とテロップの内容に相違がある場合は、テロップの説明に従って下さい。

※一度に複数のエクササイズやセルフケアを実施するよりも、ひとつの「型」や動作を1週間から10日ほど継続して行う方が、効率的に身につきます。

目次

※【】は動画のQRコードのページを示します。

第2章　腰痛にならない「座り型」

第6章　「頚性うつ」の予防と改善　185

第1章　「型なし」になった現代人

型には智慧《ちえ》と技が盛り込まれています。
型は運動効率と安全性を最大化します。
型を持つと反射的に動けるようになります。
型があれば型を破ってもおかしなことにはなりません。
型を知ればいつでも基本に立ち返ることができます。
型なしでは大事を成すことが困難になります。
型を極めることはひとつの道を極めることになります。
型は鍛えるものではなく一生磨きあげていくものです。

大横綱の白鵬関は、引退時の会見で若手の力士や大相撲を目指す子どもたちにアドバイスを請《こ》われ、こう答えています。

「基本を大事にし、型をつくること。型ができたときに型を破ること。まさに**型を持って型にはこだわらない**。そうすれば必ず強くなっていくんじゃないかと思います」

型にはめると個性が消えてしまうのではと危惧《きぐ》する人もいますが、それは違います。

ひとつの型を何千回、何万回と練習するのは、状況に応じて的確に身体を動かせるようにするためです。型がしっかりとしていれば、体勢が崩れても軸とバランスを保つことができるのです。

絶対王者と呼ばれているようなアスリートたちがピンチに追い込まれても慌てないのは、圧倒的な練習量の末に身につけた自分なりの型があるからです。

実は**日常生活にも、スポーツと同じように最適な型**（＝**動作のフォーム**）**が存在します**。

もしその型を身につけていれば、何歳になってもスムーズに動くことができますし、３人に一人が罹患《りかん》するとまでいわれる肩凝りや腰痛でさえも、予防・改善することができるのです。

しかしながら、私たちには、その型を教わる機会がありませんでした。

また、自分では**やっているつもり、できているつもりでも、実はできていない**ことが多く、それが原因で身体を壊したり痛めてしまったりしているのです。

生涯健康でいるために、まずは**きちんとした型を身につける**ことが不可欠です。

姿勢を見ればその人がわかる

きちんとした型を身につけるには、まず**姿勢の基本を知ることが大切**です。

姿勢には、年齢、性格、ライフスタイル、スポーツ歴、既往歴、心身のコンディションなど、あらゆる要素が表出されています。

熟練の専門家であれば、姿勢を観察するだけで現在までの身体の使い方や、問題がある部位を推察することができます。本人に自覚がなくても、将来どのような状態になっていくのかも予測できます。

当然ゆがみがまったくない人などいないのですが、ゆがみ方やその度合いは、身体の機能やコンディションに大きく影響します。ゆがみを放置している期間が長くなるほど、なんらかの問題が生じるリスクが高まります。

厄介《やっかい》なのは、顕著なゆがみがあっても脳と身体がその状態に慣れてしまい、本人が違和感を覚えなくなってしまうことです。本人に「自分は姿勢が悪い」という認識がなければ、姿勢を改善することはできません。

だから、姿勢のことをこまめに気にかけ、ゆがみを悪化させないように心がけることが肝要なのです。


多くの人は、姿勢が大事だとわかっているつもりでも、基本の姿勢を教わったことがないため、**型なしの状態**で生活しています。型が身についていなければ自分で整えることもできません。

また困ったことに、**型なしの姿勢は身体には有害なのですが、神経系を働かせる必要がないため感覚的には辛《つら》くなく、**いくらでもそのまま過ごせてしまうのです。その代わりに身体には深刻なダメージが蓄積していきます。

姿勢は筋トレをしたからといって改善するものでも、偶発的に良くなるものでもありません。パターン化した姿勢を変えるには、「きちんとしよう」という意志が必要です。私は、その意志のことを［**志勢**］と呼んでいます。**志勢＝モチベーション**のこと。私が創った言葉です。志勢が変わると姿勢も変わるのです。

昨今では佇《たたず》まいという言葉を耳にしなくなりましたが、日本人として佇まいや居住まい、所作が美しいことはとても大切なことです。近くに佇まいの美しい人がいると、自然と目が行くものです。大事を成した人たちに、姿勢の悪い人はめったにいません。

人生をより良いものにするために、より良い姿勢と志勢を心がけましょう。

日本人の身と身体

私たち日本人の姿勢や立ち居振る舞いのルーツを知るには、日本人の身体文化について理解する必要があります。なぜなら、日本人の身体技法は他のどの国の民族とも異なるからです。

「精神」「自然」「身体」という単語は、いかにも日本的で頻繁に使われていますが、江戸時代より前には存在していませんでした。これらの言葉が渡来したのは、明治維新以降のことです。

当時の言語学者たちが、それぞれ spirits＝精神《せいしん》、nature＝自然《じねん》、corpus＝身体《からだ》と訳し、それが定着したのです。

江戸時代の初期までは、「からだ」は「死体」のことを意味していました。「亡骸《なきがら》」や「もぬけの殻《から》」が、語源になっているといわれています。

一方、生きているからだのことは、「身《み》」と呼んでいました。身を焦がす・身構え・身支《じ》度《たく》・身を委ねる・身を粉《こ》にする・骨身に染みる・身が引き締まる・身につく・身につまされる・身に余るなど、身を使った表現はたくさんあります。

「身になる」「身を滅ぼす」とはいっても、「からだになる」「からだを滅ぼす」とはいいません。

明治維新を境にして、心身が未分化だった日本人の身体観が、「身」と「体」に分化されるようになりました。

今では「身体がだるい」「身体の調子がいい」「身体を鍛える」「身体を診せる」「身体を休ませる」など、自分の身体を対象化して、客観的に捉えることが普通になっています。

肉体だけを表していた「からだ」から、魂（精神）と肉体を一体として表すようになったのです。

江戸時代に活躍した飛脚は、江戸から京都間の約５００㎞を60時間足らずで走破したといいます。現代のように舗装された道ではなく、でこぼこ道や草むらをわらじで走ってこのタイムです。

他にも、現代人が驚愕《きょうがく》するようなエピソードがたくさんあります。

昔の日本人の画像を見ると、無駄のないバランスの良い身体をしています。先人たちはジムで筋トレをしたり、ジョギングをしたりしていたわけではありません。日常の家事や仕事の中で基礎体力や効率的な型、コツを身につけていたのです。

日本人の姿勢が崩れたワケ

近年では健康に対する意識の高まりからか、フィットネスに励んでいる人が増加しています。一方、姿勢の悪い人は逆に増えているともいわれています。特に子どもたちの姿勢は著しく悪くなっており、教育現場では「10分もきちんと座っていられない」と嘆く先生が大勢います。

明治から昭和にかけての、学校で授業を受けている子どもたちの写真を見ると、全員が直立姿勢です。大人たちも模範的な姿勢で写っていますが、この時代に使われていた机と椅子の質は現代よりも劣っています。つまり、姿勢が悪くなったのは道具のせいではないということです。

昔は幼少期から家庭や学校で姿勢について厳しく躾《しつ》けられていました。先生と会話をするときや授業中、食事をしているときなどに姿勢が悪いと「なんだそのだらしない姿勢は！ちゃんとしろ！」と叱られていました。

姿勢が悪いだけで「そんなんじゃろくな大人にならないぞ！」と、背中に棒や長い定規を差し込んで背筋を正す先生もいました。

日本人には、礼儀や態度を重んじる国民性があります。昔の大人たちが子どもの姿勢を厳しく躾けていたのは、だらしない姿勢では何も身につかないと考えられていたからではないでしょうか。

だから、人の話を聞くときや勉強をするとき、食事中の姿勢など、いちいち注意していたのだと思います。子どもの頃は注意されるたびに、いちいちうるさいなと思っていましたが、今考えてみると、大事なことを教わっていたのだと感じます。

現在は、昔のように姿勢について厳しく指導する親御さんや先生が減り、子どもたちは型なしのグニャグニャした姿勢になっています。型なしで育った人は、よほどのきっかけがない限り、大人になってもグニャグニャのままなのです。

ゆがんでいるのが普通

ヒトの身体は左右対称ではなく、ゆがんでいるのが普通です。

誰にでも利き手と利き足があり、身体の使い方が左右で異なるため、運動を制御する神経システムと骨格筋の発達に差が生じるからです（人類の9割以上が右利きといわれており、大半の道具は右利き用に作られている）。

また、肺や肝臓など臓器の形状と位置も左右で異なっており、これもゆがみに影響しています。

そして、そういったゆがみを増幅させる原因のひとつとして、肩にカバンを掛ける、脚を組む、片脚に体重を預けて休むなど、私たちは無意識に偏った身体の使い方をしているのです。それも何十年と。

「なんでいつも同じところばかり痛くなるの？」と質問されることが多いのですが、その答えは偏った姿勢と身体の使い方にあります。少々のゆがみでは支障をきたしませんが、ゆがみが強い場合や期間が長い場合は、様々な不具合が生じやすくなります。

ですから、時々姿勢の癖をリセットするストレッチをしたり、立ち脚を替えたり、カバンを掛ける肩を替えたりすることを心がけましょう。

偏った姿勢やだらしない姿勢が楽に感じられるのは、「**神経系＝意識**」を使わずに一部の関節の靭帯《じんたい》と筋肉に体重を預けていられるからです。多くの人は身体がひどくゆがんでいても、その状態に慣れてしまっているので違和感を覚えません。

これまで私が診てきた患者さんのうち、８割近くが長年の偏った姿勢と動作パターンに痛みや不調の原因があったのですが、そのことを自覚していた方はわずかでした。

私たちは、忙しさにかまけて身体からのＳＯＳに気付けなくなっているか、気付いていても放置しているわけですが、放っておけばそのツケは必ず回ってきます。症状を自覚するようになってからでは、患部の状態が悪くなっている場合もあるので、症状の有無にかかわらず身体の使い方を早期に見直すことが肝要です。

皆さんにお伝えしたいのは、**これまで無意識にやっていた姿勢や身体の使い方に対して、意識を傾けることがスタートライン**だということです。考えながら身体を動かすと疲れはしますが、その分だけ**脳神経のネットワークが活性化される**のです。

　根気よく2週間ほど続けていると、最適な姿勢と動作フォーム（＝型）が脳に刷り込まれ、それが新基準になります。そうなれば姿勢が崩れたときや不適切な動き方をしたときでも、反射的に修正できるでしょう。

基本の型＝姿勢とは

　ヒトの脊柱《せきちゅう》は、24個の骨が積み重なった構造をしており、それが3つのアーチによってS状（ニュートラルスパインと呼ぶ）になっています。

　脊柱がS状になっているときには、脊柱の剛性と可動性が最大化し、体幹部から発生した力を効率的に四肢へ伝達することができます。

　また、3つのアーチが上半身の重さ（体重の6割）と地面から伝わる衝撃を受け止め、関節や椎間板への圧縮ストレスを大幅に軽減しています。これにより、頸部《けいぶ》や腰部の椎間板ヘルニアの発生リスクが著しく減少しているのです。

　この脊柱のカーブが崩れてアーチがひとつ消失すると、脊柱全体の剛性が30％低下し、周辺に痛みや痺《しび》れなどが生じやすくなります。

脊柱の動きは、関節の構造上、上半身を反らす動きに対しては骨がストップをかけますが、上半身を丸める動きに対しては、骨や関節による制限がありません。

腹部には支える骨が存在しないため、上半身を起こそうという意識が働いていないと、みぞおちのあたりから丸まって猫背になってしまうのです。**猫背では脊柱が上半身の重さを支えることができず、代わりに背腰部の筋肉、靭帯、椎間板に負担が集中**します。

これが常態化すると、腰部の筋膜に炎症が起きて痛みが生じたり、関節や靭帯、椎間板が変性・変形したりして、腰痛になりやすくなるのです。

これらは単に筋トレ等だけで改善されるものではありません。とにかく**上体を垂直に保つ**という意識が重要で、そのために、できる限り骨盤を立たせて腰椎のアーチを保ち、軽くアゴを引く癖をつけましょう。

基本の型を身につける

手軽に姿勢をチェックして脊柱をS状にセットするには、壁の角を使う方法がお勧めです。

【壁の角を使って姿勢セットアップ】

壁の角やドア枠の前に立ち、足を腰幅に開いて背骨を角につけます。

後頭骨—背中—仙骨が壁の角に触れるように調整します。角に3カ所をつけたら、壁と腰の間に手のひらひとつ分の隙間を空けます。これで**理想的な姿勢**（＝**脊柱がS状**）の出来上がりです。

後頭部と壁との隙間については、指2本分の隙間までは許容範囲とします。

壁の角を使うのは、お尻の膨らみによって腰椎のカーブが正確に測れなくなってしまうのを防止するのと、背骨に知覚的な刺激を入力して脳に背骨の状態を知らせるためです。

この方法で1日2、3回姿勢をチェックし、その状態で着座したり立ったり歩いたりするように意識していれば、誰でも良い姿勢になっていきます。

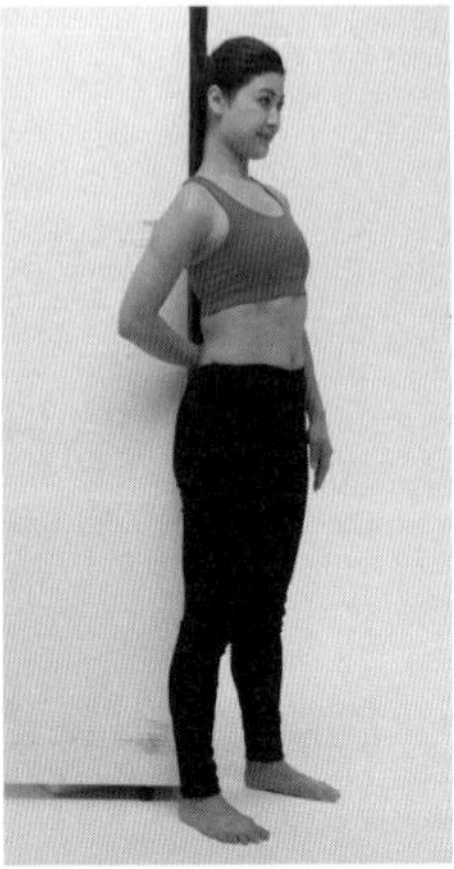

1-1　壁の角を使って姿勢セットアップ

　壁の角で姿勢を整えることを子どもに習慣づけさせれば、間違いなく**姿勢の良い人**になるだけでなく、勉強やスポーツのパフォーマンス向上につながるはずです。

身体の中心を整える

　身体の中心が一直線になっている人はめったにいません。その理由は先述したように、利き脚と軸脚の存在によって身体の使い方が左右で異なり、上半身と下半身がねじれているからです。

　また、片脚に体重を乗せて休む癖も中心軸をゆがめます。

　中心のずれが大きくなるほど様々な問題が生じやすくなるので、荷重して休む脚を時々入れ替えるとともに、中心を整えるストレッチを毎日行うことがとても大切です。

【片脚荷重の癖を直す方法】

　身体の中心をリセットするのにお勧めしたいのが、「**かかしテスト**」とそこからのストレッチです。

【かかしテスト／かかしテストからの矯正ストレッチ】

まずはかかしテストを行います。

足を腰幅に開いて壁を背にして立ち、かかと—お尻—背中—後頭部を壁につけて、両手を水平に広げます。お尻が壁から離れないようにしながら、骨盤を片側に目一杯スライドさせます。

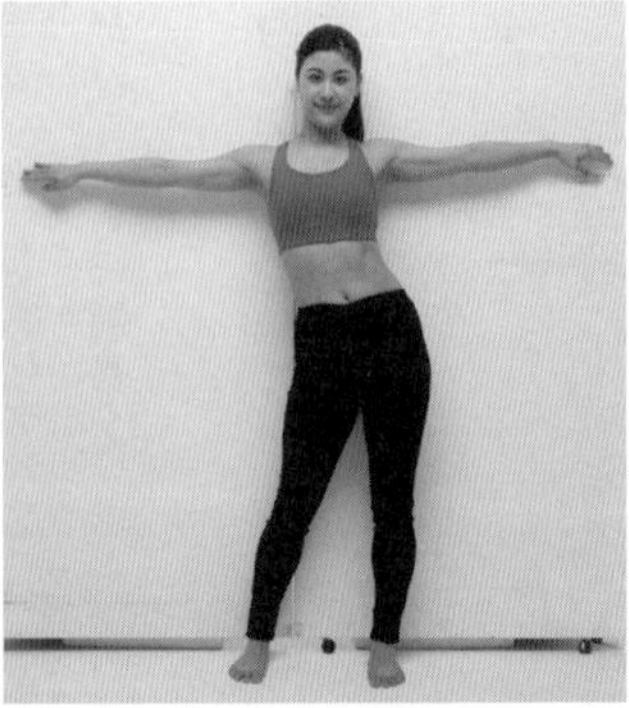

1-2　かかしテスト／矯正ストレッチ

次に、反対側に目一杯スライドさせてみて、左右の動きの幅を比較します。

8割近くの人は、左側に骨盤がより大きくスライドします。これは、左脚が軸脚の人が圧倒的に多く、左脚の股関節に付着する靭帯や筋膜が、長い間伸ばされ続けて緩んでしまったためです。

中心軸のずれを矯正するためには、かかしテストで動きの幅が小さかった側に、骨盤を30秒間スライドさせるかかしストレッチが有効です。骨盤をスライドさせているときに、両側のお尻とふくらはぎが壁から離れないように注意して下さい。かかしテストで左右差がなくなるまで、これを1日2回、毎日行います。

このかかしストレッチで身体の中心が整うと、左右の重心バランスが良くなり、頚肩《けいけん》部の凝りや腰痛の予防・改善につながります。

型を整える6つのコツ

姿勢の改善と維持には6つのコツがあります。

身体の変化を知って頂くためにも、ひと通り試されることをお勧めしますが、**どれかひとつを実行するだけでも、姿勢を整えるのに役立ちます。**また、着座姿勢にも応用できます。

①スタンスを決める
②つま先を正面に向ける
③かかとで立つ
④視覚で姿勢を正す

⑤肩甲骨のリセット
⑥アゴで姿勢をキープ

コツ①スタンスを決める

地に足をつける。いろいろな意味で奥深くて難しいことですが、身体的には地に足をつけることを「**グランディング**」と呼びます。ただ漠然と立っているのと、グランディングしているのとでは、体幹と重心バランスの安定性がまったく異なります。

グランディングするには、どのような体勢であっても身体が安定するスタンス＝足幅を維持することが重要です。スタンスが狭すぎたり広すぎたりすると、グランディングすることができないばかりでなく、全身が緊張してしまいます。

その理由は脳が転倒を恐れて、動くことよりも身を固めて守ることを優先するからです。

運動が苦手な人は、常に上半身に余分な力が入っているのですが、これも自分に合ったスタンスになっていないことが原因です。

一流の舞踊家や武術家、アスリートたちは、いかなる状況においても自分のスタンスを保っています。スタンスが安定しているからこそ姿勢＝型が崩れず、安定したパフォーマンスを発揮できるのです。

最適なスタンスであれば上半身の余分な緊張が抜けてリラックスし、身体の動きがスムーズになります。

日本人の身体には学校で躾けられた直立姿勢（気をつけの姿勢）が染み込んでおり、継続的に意識しないと、すぐに足を揃《そろ》えてしまいます。

実際、年輩の人ほど無意識に足を揃えてしまう癖がついていて、スタンスを改良するのに時間を要します。

染みついた癖を直すのは容易ではありませんが、何をするにもまず快適なスタンスをとるように心がけていれば次第に身についていくので、ぜひトライして頂きたいと思います。

ふたつのスタンス

スタンスには大別するとふたつのパターンがあります。

ひとつは両足を平行にする「**パラレルスタンス**」、もうひとつは足を前後にする「**スプリットスタンス**」です。

パラレルスタンスは、股関節の真下に両足の親指が位置するように立つのが基本です。

股関節は鼠径部《そけいぶ》、いわゆる「Vゾーン」と呼ばれる部分の中心にあります。

【パラレルスタンスの調整方法】

個人的にお勧めしているのは、足を揃えた状態から小さく足踏みをして少しずつ足幅を広げていき、最終的に足底の３点（母趾球《ぼしきゅう》〈親指の付け根の膨らんだ部分〉・小趾球《しょうしきゅう》〈小指の付け根の膨らみの部分〉・かかと）が感じられる幅に調節する方法です。細かくスタンスを調節するので、「ここだな」と直感的にわかる幅が見つけられます。

もうひとつ、その場で軽くジャンプして、着地したときの幅を最適なスタンスとする方法もあります。「そんなアバウトな」と思われるかもしれませんが、着地したときの衝撃を吸収するために、脳は最適なスタンスをとるのです。

ただしパラレルスタンスは、後方に倒れることを無意識に恐れて前傾姿勢になりやすいことと、骨盤が前にスライドしやすいことが難点といえます。

【スプリットスタンスの調整方法】

まず、片足を半足引きます。後ろ足のつま先は少し外に向け、足底全体で地面を捉えられるまで、小さく足踏みをしながらスタンスを広げていきます。重心は後ろ足に8割くらいです。

下半身と上半身がねじれてしまわないように、身体全体を半身にして立つことが大事です。右足を前に出した場合は、右足のつま先と右肩が同じ向きになるように、左足を前に出した場合は、つま先と左肩が揃うように全身を回旋《かいせん》させます。

片足が後ろにあることにより、後方に倒れるリスクがなくなるので、パラレルスタンスよりも上半身がリラックスした状態になり、前傾姿勢にもなりません。また、脊柱のカーブをS状に保ちやすいこともお勧めするポイントです。

スプリットスタンスは半身で立つので、スムーズに動き出すことができます。０コンマ何秒の差で勝敗が分かれる格闘技の世界では、この立ち型がスタンダードです。

交差点や駅のホームで立っているときも、スプリットスタンスであれば背後から押されても、踏ん張りが利くので安全です。

【スプリットスタンスで休む】

コツ②つま先を正面に向ける

姿勢のマネジメントにおいて、骨盤を身体の中心に保持することは非常に大切ですが、立っていても座っていても、骨盤が前方か後方にずれている人が大半を占めています。前方にずれている人は太ももの前の筋肉で姿勢を保ち、後方にずれている人は腰の筋肉で姿勢を保っています。いずれの場合も身体にとっては有害です。

立位において骨盤を最適な位置にキープするためには、つま先の向きを正面に向けておくことが肝要です。つま先の向きで骨盤の傾斜角と位置が変わるからです。これは椅子に座っているときでも同じです。

つま先を正面に向けて立つと、母趾球で地面を捉えている感覚が増して内腿《うちもも》に力が入ります。さらに骨盤が前傾して腰のアーチが最適化され、骨盤が前方に抜けてしまうのを予防することができるのです。

慣れるまでは窮屈に感じるかもしれませんが、時々足元を見て、つま先の向きを修正するにように心がけてみて下さい。やることはシンプルですが、大きな変化をもたらしてくれます。

外股（ガニ股）

一般的に、年をとるにつれてつま先が外を向いてガニ股になります。第一の原因は、太もの付け根の鼠径部の組織が硬化して、脚を真っすぐ引き上げられなくなるからです。

もうひとつの原因は、歩行時のバランスを維持する能力が低下することによって生じる、身体の揺らぎを抑えるためです。

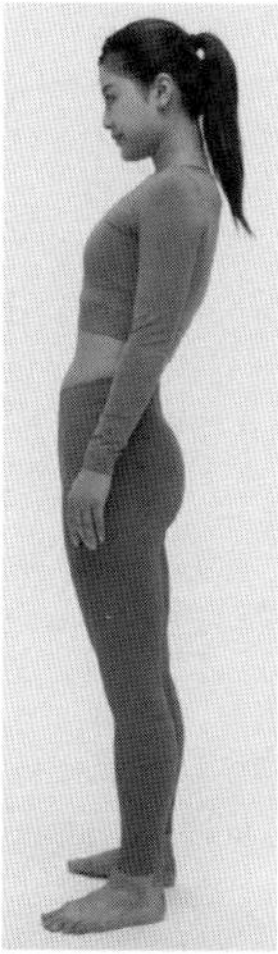

1-3　ガニ股で
スウェイバック

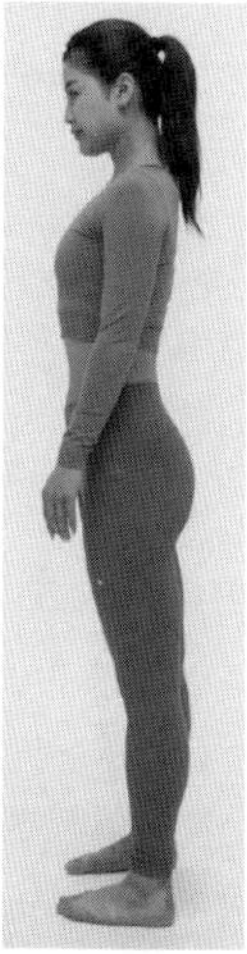

1-4　内股で
ヘッピリ腰

いずれにせよ、ガニ股になると扁平足

になり、足を引きずって歩くようになります。さらに骨盤が上半身よりも前方にスライドする**スウェイバック**という不良姿勢になってしまうのです。スウェイバックが定着すると、歩行の速度が著しく低下するだけでなく、脊柱管狭窄症《きょうさくしょう》（脊髄が圧迫されて腰痛や下肢が痺れる症状）に罹患しやすくなります。

ガニ股の矯正は、腸腰筋のストレッチ（77ページ参照）を1日数回行い、鏡の前で膝を真っ正面に引き上げるように、足踏みの練習をすることで改善できます。

内股

つま先が内側に向くと骨盤の前傾と腰の反りが強くなり、膝も過度に伸び切った、いわゆる**ヘッピリ腰**になります。

内股で膝が伸び切ると太ももの前面とふくらはぎが過度に緊張し、血液循環が極端に悪くなります。また、ヘッピリ腰だと腰痛と膝痛のリスクが上昇します。

内股の人は81ページに記載されている太もものストレッチを行い、つま先を正面に向けるように心がけましょう。

コツ③かかとで立つ

ヒトの足は26個の骨で構成されていますが、かかとの骨は最も大きく、特徴的な形をしています。かかとの骨が突出して大きいのは、足部の基盤として大事な役目を担っているからです。

ヒトの骨格を側方から見ると、肋骨《ろっこつ》が大きく前方に張り出していて、まるで大きなリュックを胸の前で抱えているような形状になっています。先述したように、腹部を支える骨が存在しないため、気を抜くとすぐに背筋が丸まります。

しかし、かかとで床を押しながら立つと、身体の背面にある筋膜ネットワーク（バックライン）のスイッチが入って、上体が前に倒れたり、丸まったりすることを防いでくれるのです。かかとで床を捉えることが、すなわちグランディングすることだといえます。

かかとで立つコツは、地面を押すことによって生じる床反力を活かして、頭部を真上に押し上げるように、ゆっくりと膝を伸ばすことです。これだけで理想的な姿勢にセットアップされます。

かかとで床を押しながら膝を伸ばしたら、胸骨に手を置いて肋骨を下げるようにして息を吐き出します。肋骨を下げて息を長く吐くと、過度な胸の張りがとれて、自然にかかとで床を捉えられるようになるのです。

【最適な立ち型】

かかとで床をグリップしているときの体幹の安定性は抜群です。さらに、かかとで床を押しながらかがんだりしゃがんだりすると、驚くほど楽に動作を遂行できるようになります。

注意したいのは、**かかとに荷重するのと、かかとで床を押すのとでは、意味合いがまったく異なる**ということです。

上体を反らせてかかとに荷重すると、足の指が床から浮いてバランスが悪くなってしまうのです。

姿勢を正そうとして無理に背筋を伸ばしたり、胸を張ってしまったりする人が多いのですが、かかとでグランディングできていなければ意味がありません。皆さんにはぜひ、かかとで立つ感覚を養って頂きたいと思います。

コツ④視覚で姿勢を正す

姿勢を矯正するには、身体の感覚だけに頼っていてはうまくいきません。脳は視覚の情報に頼っているので、鏡やガラスに全身を映して視覚的にゆがみをリセットする方法が簡単かつ有効です。

まず、鏡にズボンのサイドステッチが映るように横向きに立ちます。鏡を見ながら、ステッチが床に対して垂直になるように骨盤の位置（基準になるのは大転子《だいてんし》。大腿骨上部の外側に出っ張っている部分）を調整します。

サイドステッチが垂直になっていれば、重心線が外くるぶし―膝―股関節―胸郭《きょうかく》―頭部を垂直に貫く、理想的な姿勢になります。

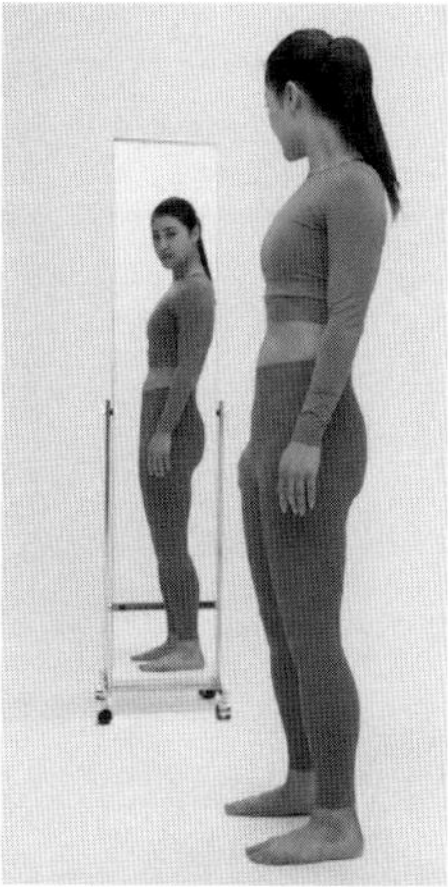

1-5　鏡でゆがみをリセット

もっとシンプルな方法として、鏡を見ながら床に対してくるぶしと脛《すね》が直角（90度）になるように骨盤の位置を微調整する、というのもあります。

この方法であれば、一瞬で姿勢のゆがみを矯正できるので、ぜひともルーティンに取り入れて頂ければと思います。

コツ⑤肩甲骨のリセット

慢性の首・肩凝り、四十肩、五十肩の人を観察すると、例外なく巻き肩になっています。**正面から見ると手の甲が見えており、側方から見ると上肢が斜め前に垂れ下がっています。**

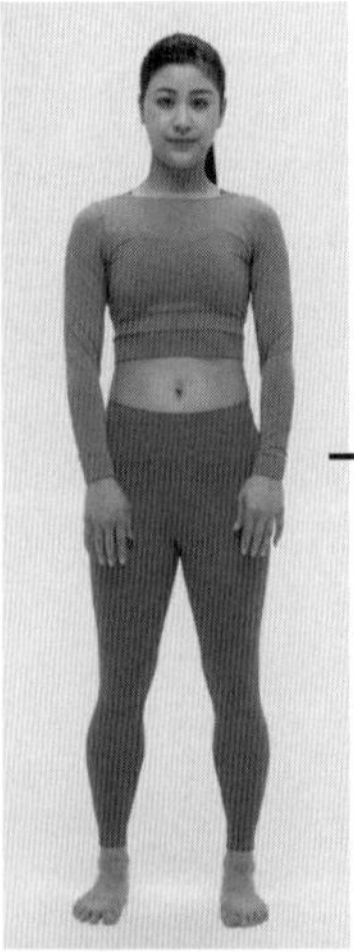

1-6　肩甲骨のリセット前

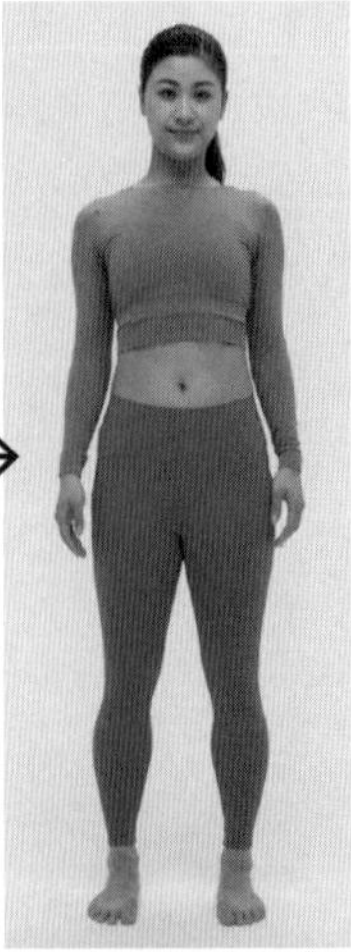

1-7　肩甲骨のリセット後

この状態では、頚肩部と背中の筋肉が過度に緊張して凝るだけでなく、首と肩関節の可動域が大幅に制限されてしまいます。さらに、両肩がすくんで首が短く見えます。

これを改善するには、肩甲骨の位置をリセットし頭部と肩関節のポジションを最適化する必要があります。そうすれば、頚肩部の筋肉の緊張が解けて、神経、血管への圧迫ストレスが軽減されます。慢性的な頚肩部の凝りが緩和するだけでなく、体幹と上肢の力の伝達効率も飛躍的に向上します。

肩甲骨をリセットした後に、鏡の前に立って正面から見ると、手の**親指が正面を向いて肩幅が広がっている**のがわかるはずです。側方から観察すると、**肩の位置が後方に移動し、上肢が垂直になっている**はずです。

【肩甲骨のリセット】

肩を真上に引き上げてから、ゆっくりと肩を後方に引き、そっと肩甲骨を下ろしていきます。これだけで、肩関節の可動域と動きの軌道がまったく変わるのです。

さらに手のひらを少し外側に向けると、背筋を伸ばす背中の筋膜システムが働くので、楽に良い姿勢を維持しやすくなります。

時々肩甲骨をリセットして親指を外に向けるように心がけましょう。

コツ⑥アゴで姿勢をキープ

多くの人は、頭部が前に突き出たフォワードヘッドポスチャー（Forward Head Posture／頭部前方偏位。以後、ＦＨＰ）になっています。後述しますが、ＦＨＰは万病のもとであり、心身のコンディションを著しく低下させます。

ＦＨＰになるとひどい猫背になるのですが、これを改善するためにはアゴを引く習慣を身につけることが肝要です。

アゴを引く＝うなずくことを「チンイン」と呼びます。日頃からチンインすることを心がけていれば、姿勢が崩れてしまうことはありません。頭部と骨盤は脊柱を介して連動するため、アゴを引くと自動的に骨盤が立って最適な姿勢に収まるのです。

チンインして首の後ろを伸ばし、首の前を短くした姿勢をできるだけ維持することが、健康でいるための必須条件といえます。

これまでに紹介した、鏡や壁を使って姿勢を正した後の仕上げとしてチンインすれば、頭部のポジションを維持しながら脊柱のカーブを正すことができるので、ぜひ試してみて下さい。

チンインするための準備

持続的にチンインするためには、視点を正面に固定したままうなずけるようにしておくこと（固定視）が重要です。

一見簡単そうですが、常にアゴが上がった状態で、下目遣いで物を見ている人は、アゴを引いたときに眼球も下を向いてしまうので、正面が見えにくくなっています。

このような人がスムーズにチンインできるようになるには、頭蓋の動きと分離して、眼球を上転させる練習をする必要があります。

チンインしたときに視点を水平に固定できるようになれば、正面の視界が狭まったり、見えなくなったりすることはありません。

【固定視のトレーニング】

やり方はシンプルで、手に持ったペンを目の高さにし、顔から15～20㎝離します。次に、視点をペン先に固定したまま、ゆっくりとアゴを引いて10秒ほど静止します。

このとき、額にシワが入らないように額をリラックスさせておきます。鏡の前で練習し、

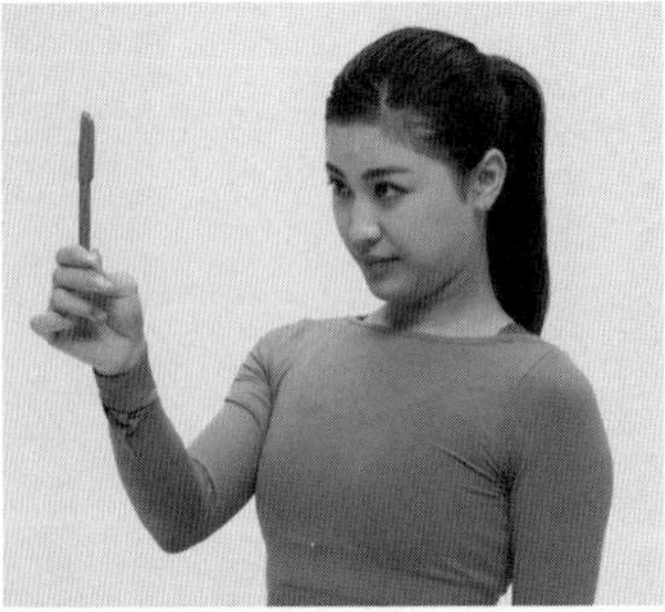

1-8　固定視のトレーニング

パートナーがいる場合は、額と眉間《みけん》にシワが入っていないかチェックしてもらいましょう。

これを8〜10セット行います。

首の前面のストレッチと下アゴのマッサージ

ＦＨＰになっている人は、首の前面にある筋肉（広頸《こうけい》筋《きん》）が強張っていて、アゴを引きにくい状態になっています。これを改善するために、首の前面の筋肉と下アゴをストレッチします。

【広頸筋のストレッチ】

両手のひらを胸に重ねて置き、皮膚を固定したら、ゆっくりと頭部を後屈させます。首の前面に60％くらいのストレッチを感じたら、その位置で20秒間ほど静止します。視点は天井に固定します。その間も自然な呼吸を続けてください。

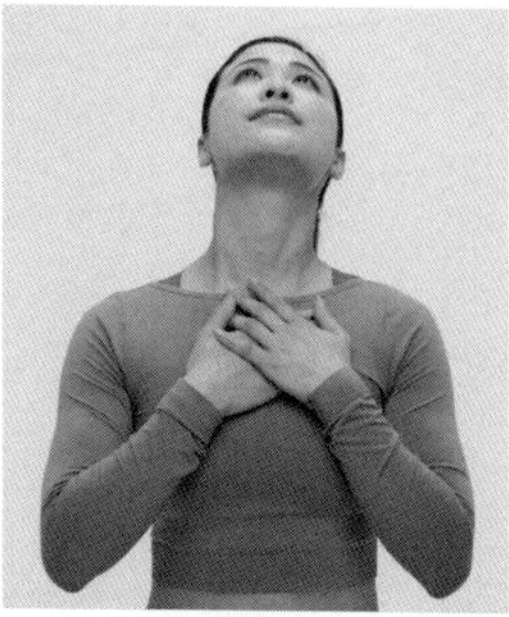

1-9　広頚筋のストレッチ

次に、首の脇をストレッチします。

まず左手を鎖骨に置き、その上に右手を重ねて皮膚を固定します。頭部を斜め左に後屈させて、頚部の右側を20秒ストレッチします。

反対側も同じ要領で行いますが、左右を比較して伸びにくい側を優先的に行います。

1日2～3回ストレッチすると、アゴが引きやすくなります。

【下アゴのマッサージ】

このマッサージは、エラから下アゴにかけての皮膚と筋膜の強張《こわば》りをほぐします。舌の動きがスムーズになり、開口とチンインがしやすくなります。副次的な効果として、アゴの下のむくみがなくなり、顔の輪郭がシャープになります。

やり方は簡単で、両手の人差し指をアゴの先端にかけて、両手の親指の腹で皮膚を軽く圧

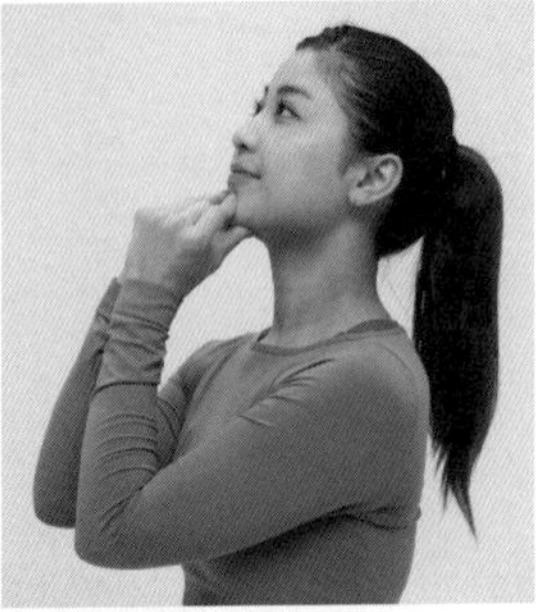

1-10　下アゴのマッサージ

迫し、指を滑らせるようにして固いところをほぐします。
これを1～2回、週に1度くらいのペースで行うと凝りがほぐれるでしょう。

第2章　腰痛にならない「座り型」

座り型で身体は変わる

１９７０年代から今日に至るまで、ＩＴテクノロジーは長足の進歩を遂げています。その恩恵により私たちは快適な生活を手にした一方で、身体活動量が著しく減少し、それまでにはなかった健康問題が生じています。

そのひとつが、**長時間の着座によって起きる体調不良**です。

昨今では、横になって眠る時間より、椅子に座っている時間の方が長い人が増えています。それに加え最近では、新型コロナウイルスの感染拡大によって、多くの人々がテレワークに切り替わりました。外出する機会が激減したことで、ますます身体的な活動量が減っています。

他者と接することなく、１日中座りっぱなしの生活をしている人たちの間で、肉体と精神の両方に不調が生じ始めているのです。

先述したように、古来床で生活してきた日本人が、椅子に座るようになってからまだ百年ほどしか経っていません。日本人と椅子の関係は浅く、座るまでのフォームも含めた椅子の座り型を教わったことがないため、おしなべて椅子に座るのが下手です。

また、座っている時間が長い人は、着座しているときの姿勢が、立ち姿勢や歩行フォームに大きく影響します。ですから、きちんとした座り型を身につける必要があるのです。

しかし多くの人は、**長い時間座っていることが、重たい物を持ち上げたり運んだりするよりも心身に有害**だとは認識していません。

「自分は定期的に運動しているから大丈夫」と思い込んでいる人もいるようですが、座りすぎによって生じた身体へのダメージを、そう簡単に帳消しにすることはできません。

着座しているときのゆがみがひどい人は、運動しているときのフォームも崩れやすいため、長時間または高強度の運動をすると怪我のリスクが高くなります。ですから、**運動＝健康増進という図式は、万人に当てはまるわけではない**のです。

座っていることによるダメージを溜《た》めないようにするには、最適な座り型を身につけることの他に、椅子に「座る」よりも、座面の高い椅子を選んで**「腰掛ける」**ことが肝要です。理由は後述しますが、腰掛けることによって背腰部と臓器への負担が大幅に緩和されるからです。

私が診てきた患者さんたちの中で治りが早いのは、座り型と座面の高さを修正した人です。そういう人たちは、立ち型と歩き型が見違えるほど良くなり、心身のコンディションも上向きになっています。

これから先も何千時間と椅子に身体を預けるわけですから、これを機に最適な座り型を身につけ、ちょこんと腰掛けて作業できる環境を整備されることを強くお勧めします。

腰掛けてデスクワークをする時代へ

ＷＨＯは２０１１年、「座りすぎることによって、毎年２００万件の死亡を引き起こしている」という声明を出しました。

昨今では、**座りすぎの生活は、糖尿病、血栓症、心疾患、脳血管系障害、大腸がん、乳がん、腰痛や股関節痛などを罹患する確率を高める**ことがわかっています。

オーストラリアの研究機関が、１日の総座位時間と死亡リスクについて調査したところ、**座位時間が８時間の人は、４時間未満の人に比べて死亡率が約15％増加し、11時間以上になると約40％増加する**ことが明らかになりました。

また、**１日９時間以上座っている人は、１日の座位時間が６時間未満の人に比べて、糖尿**

病のリスクが2・5倍（明治安田厚生事業団体力医学研究所）、**大腸がんのリスクは約30％増、乳がんのリスクは約17％増**という調査結果もあります（シドニー大学の調査）。

座りすぎとがんの関係については、全身の血液循環と代謝の悪化により免疫機能が低下することが、そのリスクを高めているのではないかと考えられています。

世界20カ国を対象に、シドニー大学が総座位時間の統計調査を実施したところ、**日本人の平均座位時間は1日平均420分＝7時間で世界一**という結果になっています。

さらに、日本人の残業時間は1日あたり92・3分と、米国やフランスに比べて約3倍にものぼります。ただでさえ日本人は椅子に座るのが苦手なのに、世界一座っている時間が長いのですから、なにが起きても不思議ではありません。

椅子に長時間座っていることが健康リスクにつながる理由は、具体的に次の通りです。

下半身の筋量は全身の約70％を占めており、血液を全身に循環させる**第2の心臓**と呼ばれています。鼠径部（太ももの付け根）には大腿動脈と大腿静脈、鼠径リンパ節、大腿神経が通っているのですが、座面の低い椅子に座るとこの部位が圧迫されて、血流とリンパの循環が著しく阻害されてしまいます（骨盤が後傾して猫背にもなる）。

これが常態化すると膝下のむくみや冷え症が悪化するだけでなく、心臓への負担が増加して、循環器の機能障害が生じやすくなるのです。

椅子に5分間座っているだけで血流の速度は約25%低下し、30分間座り続けると70%も低下することがわかっています。この状態が習慣化されると、糖と中性脂肪を分解する酵素の働きが低下し、血液がドロドロになってしまいます。放っておくと高血糖症、高インスリン血症、高脂血症をはじめ、**血栓症**のリスクが高まります。

希《まれ》にではありますが、座りすぎによって下肢にできた血栓が、肺や心臓、脳に飛んで重大な問題に発展してしまうケースもあります。いわゆるエコノミークラス症候群です。その名称から、飛行機の中でだけ発生するトラブルと思われがちですが、自宅やオフィスでも起こり得るのです。

それを避けるためにも、腰痛症の予防も兼ねて、30分ごとに椅子から離れて立ち歩く癖をつけましょう。

キーポイントは「立腰」

座り型のポイントは、**股関節で身体を折り畳む**（＝ヒップヒンジ）**ようにして、骨盤を立**

てて（＝立腰《りつよう》）座ることです。そして、着座中は**スタンスを広くしてアゴを引くこと**を意識しましょう。

立腰することで背骨をＳ状に保つことができ、上半身の重さを背骨の関節で支えることができます。その結果、脊柱起立筋や靭帯、椎間板への負担が大きく軽減されます。

座り型が整っている人は、両肩を真下に押されてもびくともしませんし、そのとき腰に怖さを感じることもありません。赤ちゃんや幼児の座り型は、お手本といえるくらい整っているのですが、それを可能にしているのは、立腰して骨盤の真上に頭部を保持しているからです。

一方、骨盤が後傾して猫背になっている人は、筋肉と靭帯と椎間板で上半身を支えているので、両肩を真下に押すと簡単に腰が丸まって、腰部に痛みや怖さを感じます。

そもそもヒトの骨盤の形状は、椅子や床に座るのに不向きな形をしているので、きちんとしたフォームで座らないとすぐに姿勢が崩れてしまうのです。

そこで本章では、学校でも病院でもジムでも教えてくれない、腰痛にならない座り型のコツをご紹介します。最も重要なスキルなので、ぜひ習慣に取り入れて頂ければと思います。

腰痛にならない座り型　４つのポイント

①ヒンジして腰掛ける
②座面を高くする
③座面の端に腰掛ける
④スタンスを調整する

それぞれのポイントを詳しく説明しましょう。

ポイント①ヒンジして腰掛ける

座り姿勢を極めるためには、骨盤の形状を把握して、どこで座れば安定するのかを知っておく必要があります。

一般的に、坐骨の出っ張っているところ（＝坐骨結節）で座ると思われがちですが、これは大きな間違いです。椅子メーカーや専門家でも誤解している人が多いのですが、坐骨結節で座ると骨盤が安定しないうえに、圧迫されている部分が痛くなってきます。

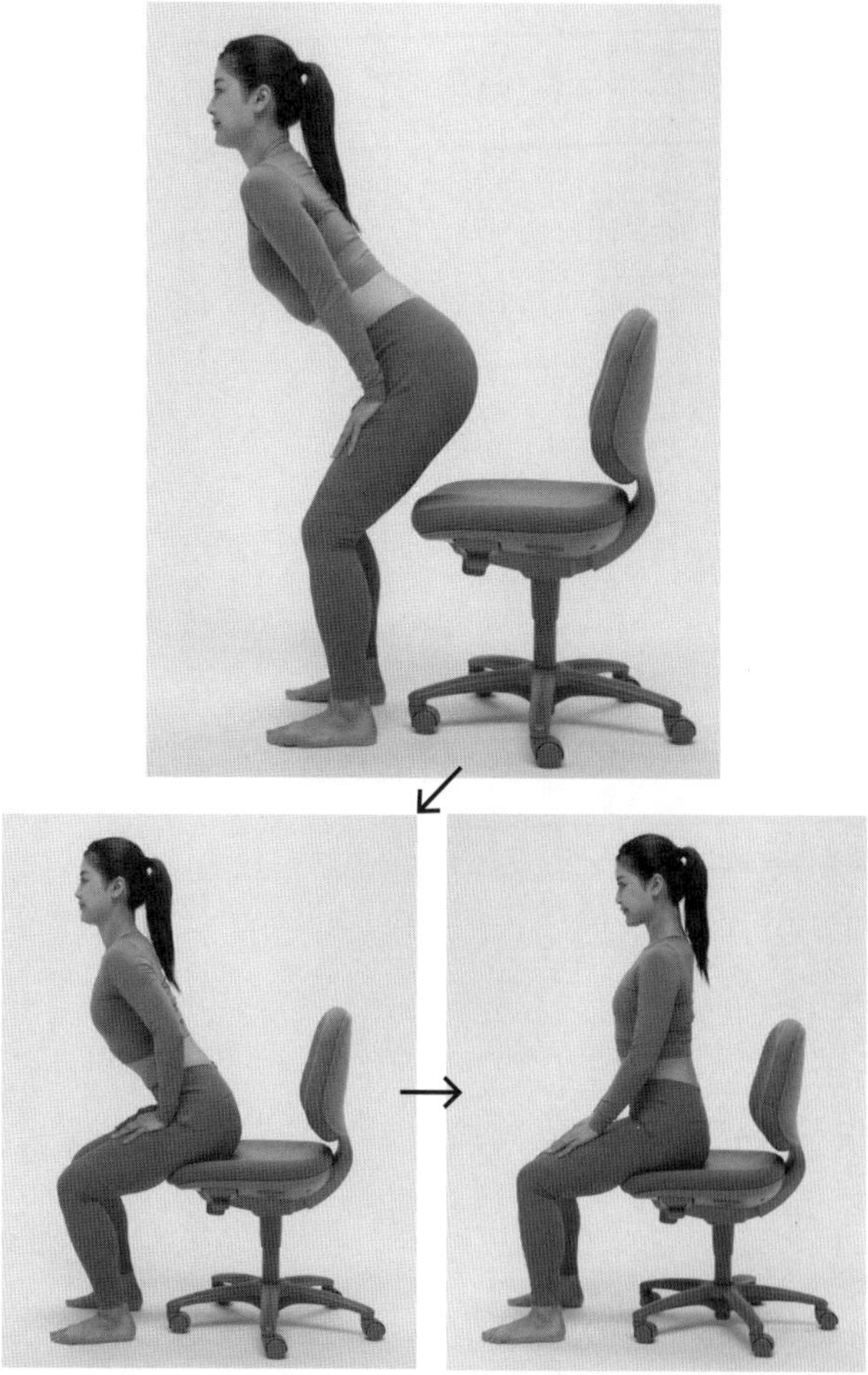

2-3　股関節で身体を折り畳む（＝ヒップヒンジ）ようにして座る。着座中はアゴを引いて骨盤を立てる

これに対して、「**坐骨枝《ざこつし》**」**と呼ばれる平らな部分**で座ると自然と骨盤が立ち、背骨をS状に保ちやすくなります。

坐骨枝というのは馴染《なじ》みのない名称ですが、骨盤の開口部を形成する部分、簡単にいえば**骨盤の台座**といったところです。坐骨枝で座るコツを身につければ、どんな椅子でも立腰することができます。

【坐骨枝の部位とヒンジして座る理由】

市場には何十万円もするオフィスチェアもありますが、どんなに高価な椅子であってもヒンジして腰掛けなければ、すぐに骨盤が後傾して猫背になってしまいます。つまり、椅子のデザイン（座面の形状は重要）よりも椅子に座るまでのフォームと、座ってからの意識の方が大きく影響するということです。

52ページで、腰のアーチを維持したまま、腰を折り畳むように出《で》っ尻《ちり》にしてかがむことを**ヒップヒンジ**と呼びました（省略して「ヒンジ」と呼ぶこともあります）。

このヒップヒンジは、**本書の中で最も重要なスキル**です。坐骨枝で座面を捉えるには、

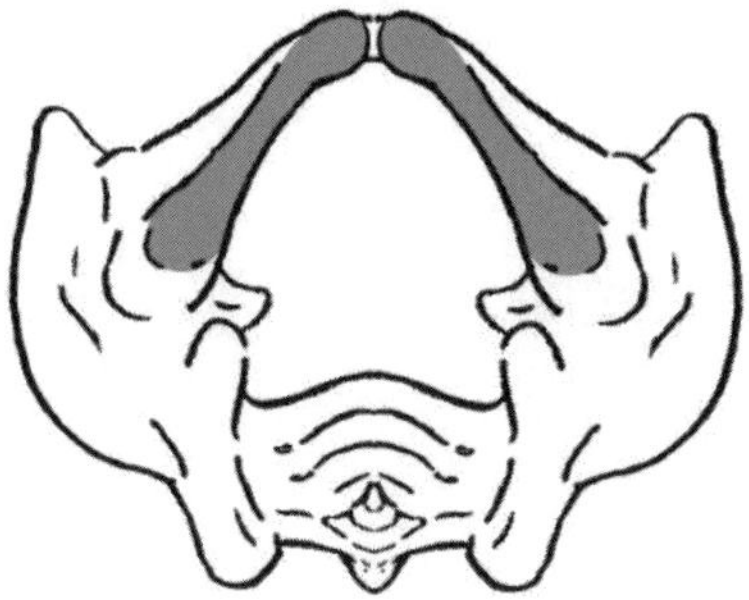

2-4　グレーの部分が坐骨枝（下から見た図）。いわゆる骨盤の台座であり、ここで座ることで立腰をキープしやすくなる

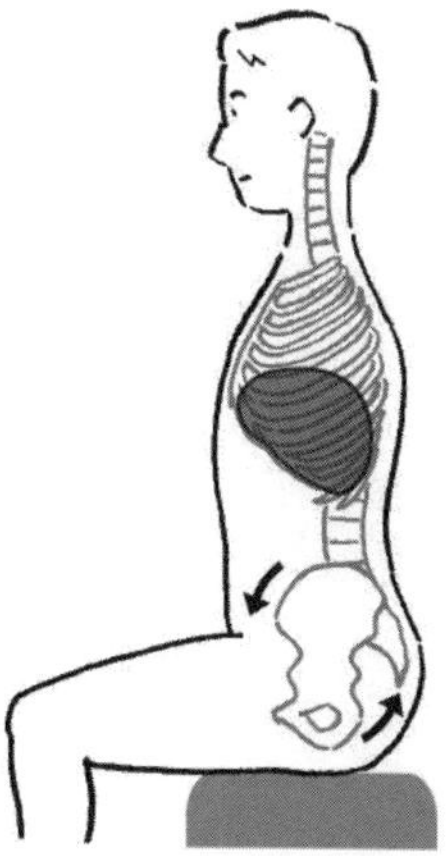

2-5　恥骨が座面についたら、ゆっくりと骨盤を立てていく

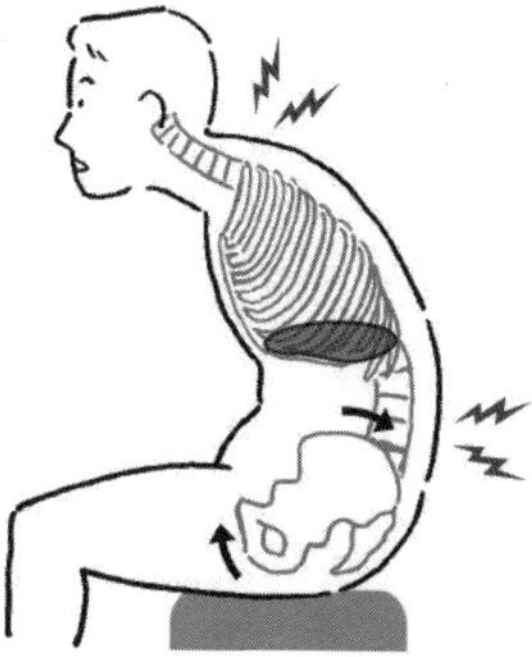

2-6　坐骨の出っ張りより後ろで座ると、猫背になってしまう

ヒップヒンジして腰掛けなければいけません。

【ヒップヒンジのやり方】

ヒップヒンジについては第5章でも詳しく紹介しますが、**腰を丸めずにヒップヒンジするには、動作の開始から終了まで、視線を正面に固定しておくことが大切です。**顔を前に突き出すと腰椎のアーチを維持しやすくなるからです。

けれども、大半の人は座るときに床に視線を向けます。下を向くと反射的に骨盤が後傾し、背中が丸まった状態で着座することになるので、改善が必要です。

【最適な座り型】

椅子に座るときは、まず太ももに手を置いて肘《ひじ》を伸ばしてつっかい棒にし、腰椎のアーチを維持しながらヒップヒンジします。

動作のはじめに鼠径部の中心を両手4本の指先で押すと、スムーズにヒンジすることができます。前述したように視点を正面に固定して、顔を前に突き出すようにするのがポイントです。

太ももに置いた手で上体の重さを支えれば、全身の動きの速さをコントロールすることができるので、下肢の筋力が衰えている人でも安心して腰を下ろすことができます。

坐骨結節が座面についたら、尾てい骨から頭頂まで一体となって起き上がるように、ゆっくりと骨盤を立てていきます。骨盤を起こす途中でピタッと止まり、安定する感覚が得られたら、坐骨枝で座面をグリップしたということです。

最後にアゴを少し引くと姿勢をキープしやすくなります。

座っているときに過剰に腰を反らせる人もいますが、手を仙骨に当てて、**座面に対して仙骨が垂直になっているのが理想**です。

ポイント②座面を高くする

坐骨枝で座るためにもうひとつ重要なことは、**できるだけ座面を高くして腰掛けること**です。

デスクワークによるダメージを小さくするために、自宅やオフィスの**椅子の座面を可能な**

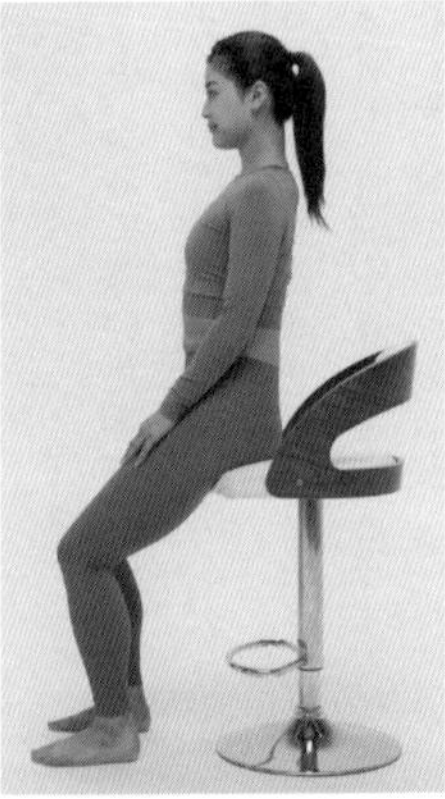

2-7　座面を高くするほど、少しヒンジするだけで座面を坐骨枝で捉えやすくなる

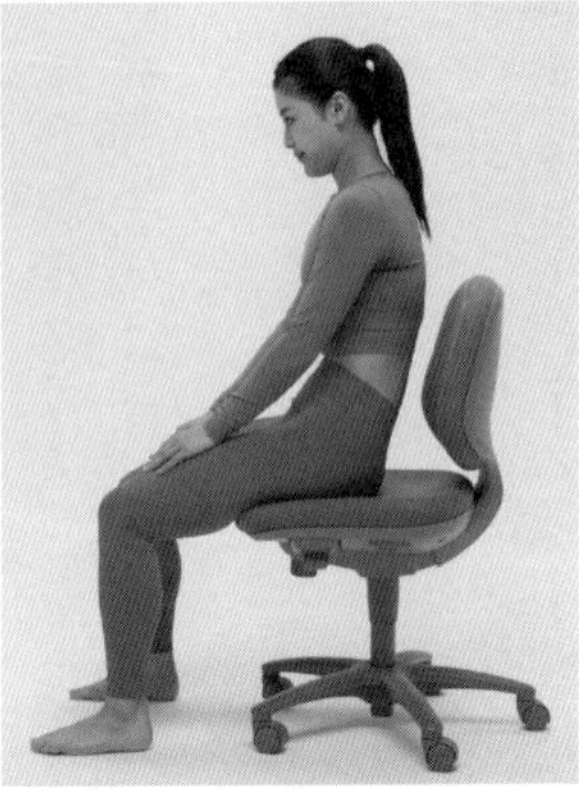

2-8　座面が低いと、深くヒンジしなければ坐骨枝で着座することができない。猫背にもなりやすい

限り上げ、腰掛けたときにお尻が膝よりも高くなるように調整することが大変重要です。座面を高くするほど、ちょっとヒンジするだけで、簡単に坐骨枝で着座することができるからです。

また、上半身をかがめる角度が小さく済むので、腰部と太ももへの負担が軽減されます。

さらに、座面が高いと自然と骨盤が立ち、理想的な姿勢をキープしやすくなります。椅子から立ち上がるときも非常に楽になります。

座面が高い椅子だと**座るというよりも腰掛けるという感じ**になります。**座るから腰痛になるのであって、腰掛ければ腰痛になりにくい**のです。

一方、座面が低い椅子の場合は、かなり上

体をかがめないと坐骨枝で着座することができません。動作中に腰部と太ももにかかる負担も増大します。

また、太ももが床と平行になるような椅子に座ると、おのずと骨盤が後傾して猫背になるだけでなく、椅子から立ち上がるときの太ももと腰部への負担が増します。

【座面の高さと座りやすさ】

もちろん椅子を高くすると机の選び方も変わってきます。座る位置が高いのに机が低いままだと、**猫背になってＦＨＰのリスクが高まります。**

本気でデスク環境を整えようと考えている方は、**昇降式の机を購入するか、椅子の座面を高くしたときに、身体にフィットする机を選択されることをお勧めします。**少々値が張ったとしても、健康を維持するための大変有益な自己投資になるはずです。

余談になりますが、日本人は昔から、太ももが床と平行になっている直立姿勢が、正しい着座姿勢だと思い込んできました。しかしこれは大きな間違いです。

直立姿勢が良い姿勢と誤解されるようになったのは、エジプトのファラオたちが権威と威厳を体現するために、背もたれと座面が直角の玉座に座っていたことが影響している、という説もあります。

また産業革命の時代に、中産階級の家庭用に大量生産されたのが座面と背もたれが直角になった椅子でした。なぜかこの時代の椅子の型が、現在も一般的な椅子のモデルになっています。

しかしながら、股関節と膝を直角にして座る（太ももと床が平行になる）のは、骨盤と股関節の構造からして、かなりの無理があるのです。ですから、意識しないと簡単に骨盤が後傾して猫背になってしまいます。

日本の社会では子どもから大人まで、非常に多くの人々が座面の低い椅子に座っていますが、低すぎる座面に座っている習慣こそが、全身の血流の低下、糖尿病の罹患リスクの上昇、浅い呼吸パターンの定着、消化機能の低下、首から背中にかけての凝りを招き、腰痛症や変形性股関節症を招く直接的な原因になっているのです。

公立の学校では、何十年も前から座面と背もたれが直角の椅子を使ってきました。

「子どもの着座姿勢がひどい」と嘆く教職員と親御さんは大勢いますが、基本の座り型を教えていないうえに、座面の低い椅子に深く座るように指導してきたのですから、子どもたちがきちんと座っていられるわけがありません。

身の回りの家具や道具は進化しているのに、学校の机と椅子、上履きだけが明治時代からほとんど進化していないのは、実におかしなことです。

重力は万人に等しくのしかかっているので、子どもでも不良姿勢で過ごしていれば、慢性の首・肩の凝り、腰痛になります。

運動器の不調を訴える人の大半は、幼児期からの不良な着座姿勢の習慣が、間接的な要因になっているといってもいいでしょう。

将来の日本を支える子どもたちの健康を守り、破綻寸前の医療保険制度を維持するためにも、学校や塾で使用する椅子は、すみやかに検証して改善すべき問題だと私は考えています。

×　座面が低い椅子→深く座る→骨盤の後傾→猫背→立ち上がるのが難儀

○　座面が高い椅子→浅く腰掛ける→骨盤が立つ→乗馬スタイル→立ち上がるのが楽

ポイント③座面の端に腰掛ける

私たちは、子どもの頃から座面の奥に座るように指導されてきましたが、そのように座ると股関節はロックされ、骨盤が後傾して猫背になってしまいます。さらに太ももが座面に圧迫される面積が大きいため、太ももの裏側を通る血管や神経が圧迫され、お尻の痛みや坐骨神経痛、むくみ、冷え症の誘因となります。

一般的には椅子に深く座って、背もたれに背中を密着させている姿勢が良いと思われていますが、長時間あの状態を維持することはほぼ不可能です。

椅子メーカーのカタログにも、モデルが座面の奥に座って背もたれに背中を密着させている写真が載っていますが、あれも現実的ではありません。実際には、背もたれからの反作用で腰が前に押し出され、猫背になってしまうからです。

最適な着座姿勢をキープするためには、座面の前端に腰掛けることが必須条件といえます。座面の前端に座ることを「**端《たん》座《ざ》**」と呼びます。

ヒンジして腰掛けたら、座面の前端から20㎝くらいの位置に移動します。お尻が滑り落ちそうなくらいの位置に腰掛けると、骨盤を前傾させる力が働いて自然と立腰することができるのです。

端座すれば座面の高い椅子に腰掛けても、両足のかかとを床につける（グランディング）ことができます。さらに座面に圧迫されるお尻と太ももの面積が小さくなるので、下肢全体の血液循環を保つことができます。

ソファーや座面が柔らかい材質の椅子でも、端座して座面の端に腰掛けることで立腰できます。

また、着座の基本は端座なのですが、リラックスするときには座面の奥に座って休むようにしましょう。時々座る位置を変えることによって、身体の一部にダメージが蓄積することを防ぎます。**なんとなく崩れてしまうのと、意識的に崩すのとではまったく違う結果になります。**

ここまで紹介してきた座り型において、大事なポイントがもうひとつあります。それは、**頻繁に座り直す癖をつける**ことです。

座り直すときには上体を起こして太ももに両手を置き、手で上半身を支えながら顔を前に突き出し、お尻を座面から数センチ浮かします。

そして、視点を正面に固定したままヒップヒンジし、腰のアーチを維持しながら骨盤を座面に置き直します。ゆっくりと骨盤を起こしてピタッと立ったところで止めます。

【座り直し型】

大半の人は、上体が真っすぐになっているつもりでも5度くらい前傾しているので、鏡に身体の側面を映して床に対して垂直になっているかチェックしてみて下さい。

ちなみに、骨盤の開口部は三角形になっているので、座面の角に腰掛けるととても楽に立腰することができます。肘掛けのない椅子に腰掛ける際には、ぜひ試してみて下さい。

ポイント④スタンスを調整する

ヒンジして立腰したら、足裏全体で床を捉えられるようにスタンス（＝足幅）を調整します。スタンスにおいて大切なのは、すぐに立ち上がれる位置に足を置くことです。

自分にとってどんなスタンスが適しているのかわからなければ、天井に視点を固定して立ち上がってみて下さい。スタンスが不適切だと急には立ち上がれません。

パッと立ち上がれるときは、地面の反作用を利用して姿勢を安定させることができるので、自分に適したスタンスといえます。

さらに状況的に可能であれば、スタンスをできるだけワイドにとることをお勧めします。スタンスを腰幅よりやや広くして膝を外に向けると、臀筋《でんきん》（お尻の筋肉）が働いて楽に立腰を維持することができます。

反対に、スタンスを腰幅より狭くしたり内股にしたりすると、骨盤を安定させるお尻の筋肉が弛《し》緩《かん》して姿勢が崩れやすくなります。

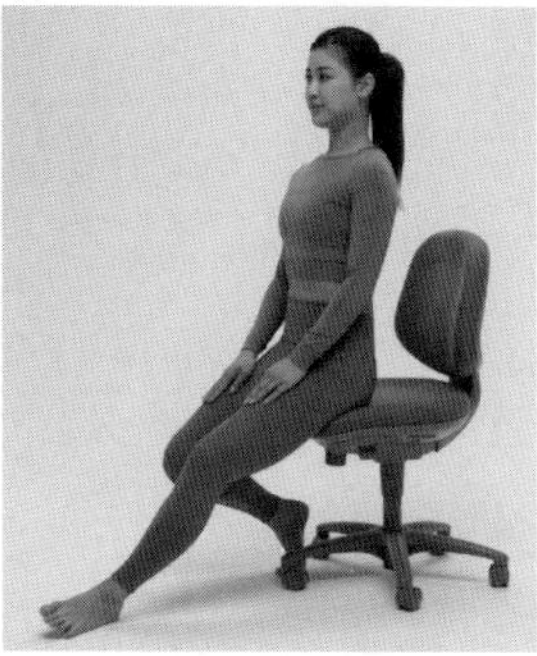
2-9　スタックシッティング

足を揃えて座るよりも、足を前後に開くスプリットスタンス（スタックシッティングとも呼ぶ）の方が、楽に立腰姿勢をキープすることができます。

片足の膝を深く曲げることによって、頑張らなくても骨盤を立てられるようになり、前に出した脚によって上体が前傾するのを防ぎます。

スタックシッティングの場合も、両膝を外に向けておくことが大切です。公共の場では足を小さく前後に開くようにし、オフィスや自宅では極力大きく開脚すると良いでしょう。

どちらのスタンスをとるにせよ、下肢の血液循環を良好に保つために、10分おきに前後の足を入れ替えるようにします。

【スタックシッティングの座り型（スプリットスタンス）】

床座のリスクと最適な座り型

テレワークの普及により、自宅の床に座って仕事をする人も増えていますが、腰を丸めた状態で床座りをしていると、高い確率で背痛や腰痛になってしまいます。実際、自宅で仕事中にギックリ腰になった人が急増しているそうです。

椅子のときと同様に、床に座るときも、股関節の位置が膝よりも高くなるように工夫することが大切です。お尻の下にふたつ折りにした座布団や台（箱）を置くと良いでしょう。こうすることで骨盤を立てやすくなり、腰が丸まって猫背になるのを回避できます。

お尻の位置を高くしてあぐらをかくと、禅の結跏趺坐《けっかふざ》と呼ばれる理想的な着座姿勢がとり

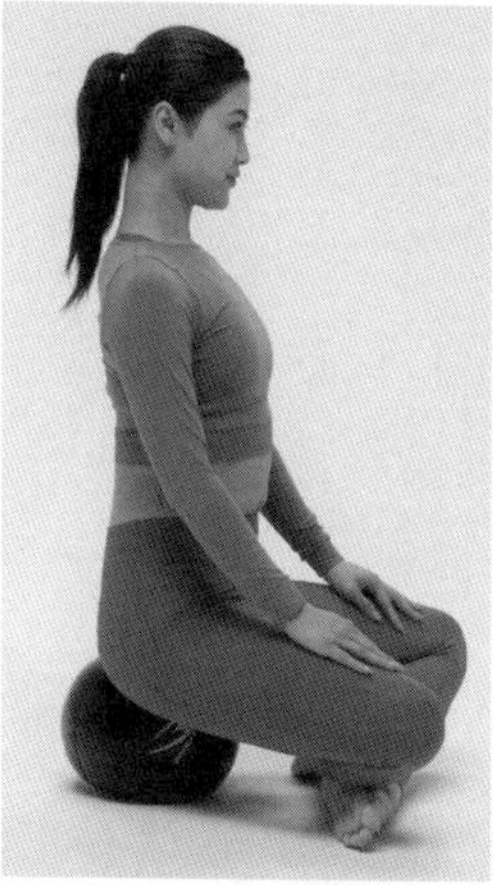

2-10　あぐら（台を使用）

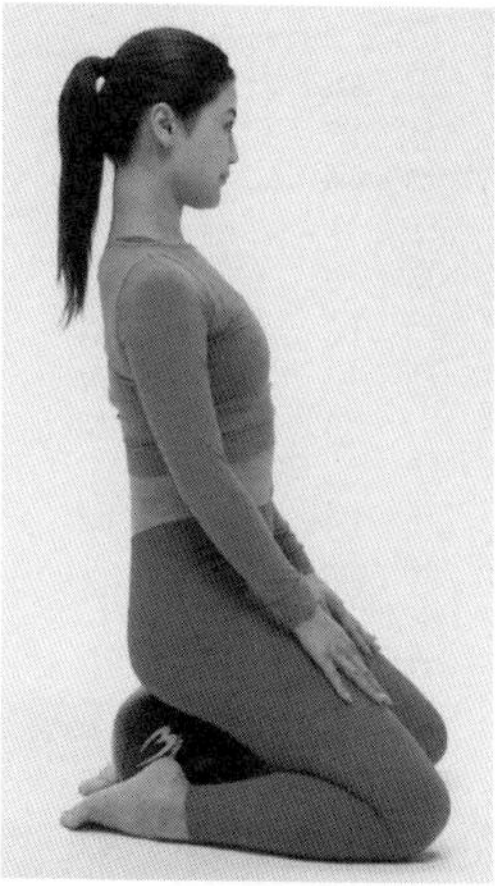

2-11　正座（台を使用）

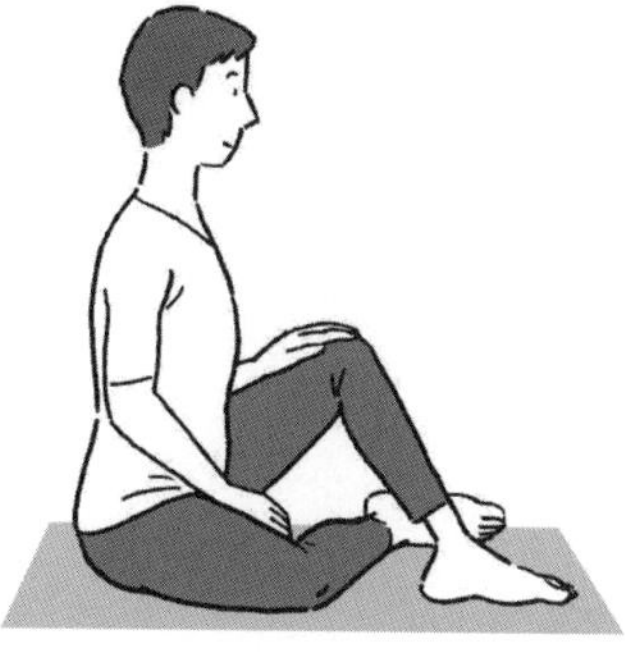

2-12　床座りその1。片脚を倒すことで支持面が大きくなって安定する

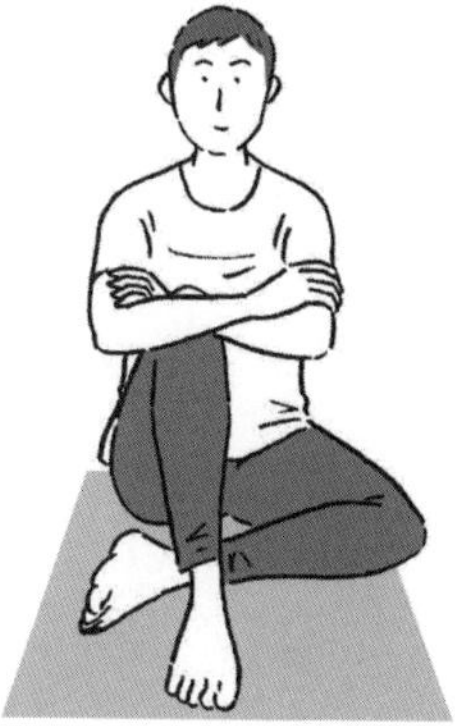

2-13　床座りその2。片脚を倒し、片脚を抱えることで、立腰をサポートしやすくなる

やすくなります。さらに壁に腰と背中をつけて座るようにすれば、いっそう楽に良い姿勢を保つことができます。

正座はかかとの上にお尻をのせるため、骨盤の位置が高くなり立腰しやすいのですが、膝関節への圧縮力が大きく、下腿の血流が滞るデメリットもあります。

ですので、正座においても畳んだ座布団や座椅子を利用することをお勧めします。

最近になって、体育座りが腰痛の原因になるという主旨の記事を見る機会が増えてきました。体育座りは場所をとらない省スペースな座り型であり、お行儀も良く見えます。

しかしながら、腰が大きく丸まるので腰部にストレスが集中し、腰痛を発症しやすくなります。

もともと日本人は床座りが上手な民族であり、型のバリエーションも豊富に持ち合わせていました。体育座りも数ある床座りのひとつです。他の床座りを教えないのはもったいないことです。

体育座りの良し悪しを論じるよりも、床座りの豊富なバリエーションを子どもたちに広めることが肝要だと、私は考えています。そのような指導が広まれば、大人になってから肩凝りや腰痛に悩まされる人を大幅に減らすことにつながるでしょう。

腰痛にならない立ち上がり型・椅子バージョン

立ち上がり型を見直すことも大変重要です。椅子や床から立ち上がる動作は、膝と腰に想像以上の大きな負荷がかかるからです。

実際に、立ち上がる瞬間にギックリ腰になってしまう人は大勢います。特に、座面の低い椅子に座っている人や床座りの人は要注意です。

立ち上がるときにも、どこに視点を固定するかが大事です。たいていの人は、立ち上がるときに視点が床に固定されていますが、こうすると重たい頭部が垂れ下がり、腰が丸まってしまうのです。

腰を丸めて立ち上がると、腰部の椎間板に大きな負荷がかかるだけでなく、椎間関節にずれが生じてギックリ腰を発症しやすくなります。数回では問題ありませんが、生涯を通じて何千回、何万回と繰り返しているうちに、器質的な問題（椎間板ヘルニアや変形性関節症など）に進行させてしまうことになるのです。

安全で効率的に立ち上がるには、あらかじめ視点を斜め上に固定しておきます。上を向くことによって自然と骨盤が前傾して腰にアーチができ、よりスムーズに動作ができるようになります。

もうひとつ大切なのが、手で上半身の重さを支えながら立ち上がることです。慢性腰痛の人ほど立ち上がるときに両手を使わずに、下半身の筋力だけで立ち上がろうとするのですが、必ず太ももや肘掛けに手をついてから、立ち上がるように心がけて下さい。

ここでご紹介するのは、効率的な立ち上がり型です。これを実践すれば、腰痛や膝痛を抱えている人や、下半身の筋力が衰えたシニアでも、すんなりと立ち上がれるようになります。

【最適な椅子からの立ち上がり型】

①半身立ち

スプリットスタンス（詳しくは31ページ参照）で、両手を太ももに置きます。視点を斜め上に固定したら、かかとで床を押して立ち上がります。立ち上がる瞬間に手で太ももを強く押すと、よりスムーズに動作が遂行できます。

②立ち歩き型

椅子から立ち上がるときに、片足を一歩前に出してそのまま「**立ち歩く**」ようにすると、とてもスムーズに立ち上がることができます。

まず、スプリットスタンスの状態から、後ろ足のかかとを浮かせてつま先で床を捉えます。次に両手を前の脚の太ももに置き、上体を前傾させて、後ろ足のつま先で床を蹴《け》って歩き出します。この方法ですと膝と腰に負担がかかりません。

③横からの立ち歩き型

パラレルスタンスで膝を直角にしたまま、お尻で回転しながら椅子の脇から立ち歩きます。後ろ足の中足部を軸にして、膝を内側に畳み込むようにすると、上手に身体を回転させることができます。

椅子の正面から立ち上がって歩くよりも、弧の力を利用して椅子の横から立ち歩き始める方が、膝や腰への負担が大幅に軽減されます。膝に痛みを抱えている人でも、この方法であれば問題なく立ち上がることができます。

④かかと立ち型

スタンスは、パラレルでもスプリットでもかまいません。両手を両脚の太ももに置いたら、上体を起こして腰にアーチを作ります。次に、両足のかかとを床から10㎝ほど浮かせます。お尻で転がるように勢いをつけて上体を前傾させ、両足のかかとで地面を真下に蹴って立ち上がります。

立ち上がる瞬間に両手で太ももを押すと、立ち上がりのスピードが増して楽に動作を遂行できます。この立ち型は万人にお勧めです。

腰痛にならない立ち上がり型・床バージョン

①正座からの立ち上がり型

正座から両膝立ちになります。片足を一歩前に出して両手を太ももに置き、上半身の重さを支えます。後ろ足のつま先を立て、床を蹴り出して歩き出します。

立ち上がったときに両足を揃えても良いですが、前の足を追い越すように踏み出した方が、次の動作にスムーズに移れます。

【最適な正座】

②あぐらからの立ち上がり型

上に組んでいる脚とは反対の手をお尻の後ろにつきます（左脚が上になっている場合は、右手を背後につく）。

次に、上になっている脚を立て、後ろの手を軸にして、立てた方の足のつま先で弧を描くようにしながら反転します。深くしゃがんだ体勢になったら、上体を起こして腰を反らし、かかとで床を押す力を利用して立ち上がります。

【最適なあぐらのかき型】

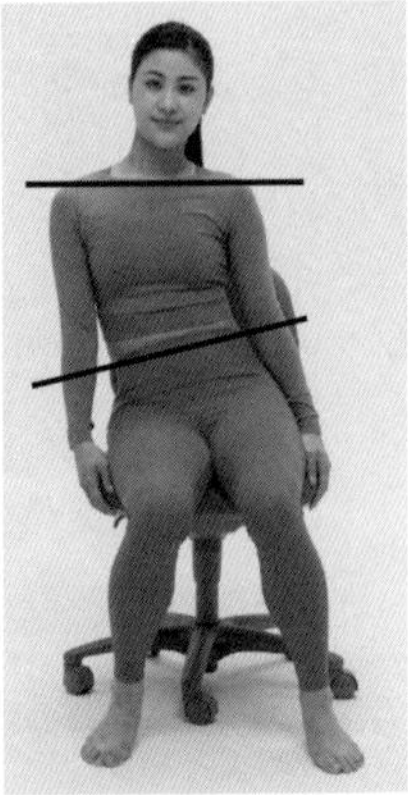

2-14　着座すると骨盤に傾きが生じやすくなる。それを補正するために人は脚を組む

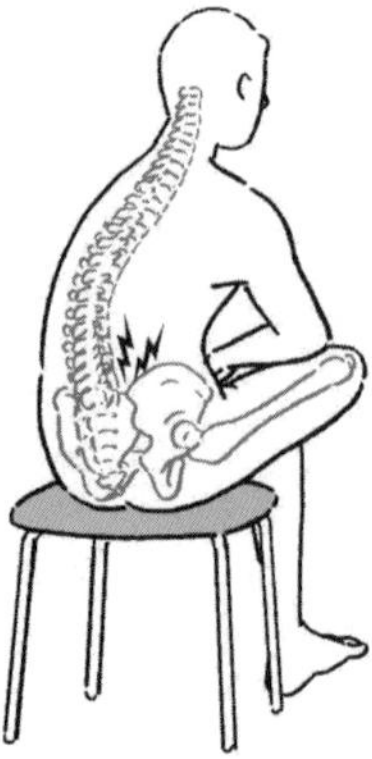

2-15　脚を組んで座ると、椎間板ヘルニアや仙腸関節痛のリスクが上昇

脚を組む理由と矯正ストレッチ

座っているときに骨盤が水平になっている人はめったにいません。その理由は、これまで何度も述べた通り、軸脚と利き脚の使い方の違いによって、骨盤のゆがみとお尻の筋肉の大きさが左右非対称になっているからです。

椅子に座るときに脚を組むのは、骨盤の傾きを補正する意味があります。ですから、いつも上に組む脚が決まっているのです。

脚を組むことで着席しているときの骨盤の傾きは補正されますが、代償として腰が丸まりねじれた状態になるので、椎間板ヘルニアや仙腸関節痛、組んでいる脚の側の股関節痛の罹患リスクが高くなります。

そこで、次に紹介する鼠径部のストレッチ

を習慣にすれば、骨盤の傾きが矯正されて脚を組まなくても済むようになります。

基本的には、脚を組んでいる側だけストレッチすれば良いのですが、両脚とも伸ばせば上体を起こしやすくなり、かかとの真上に頭部を保持できるようになります。これにより前かがみの癖が解消され、腰痛の予防と改善につながります。

それでも長時間椅子に座らざるを得ない場合は、脚を組んでいる側のお尻の下に折り畳んだタオル（２㎝弱の厚さ）を敷いておくだけで、骨盤の傾きが補正されて脚を組むことがなくなります。この対策は、慢性的な首・肩凝りの改善にも役立ちます。

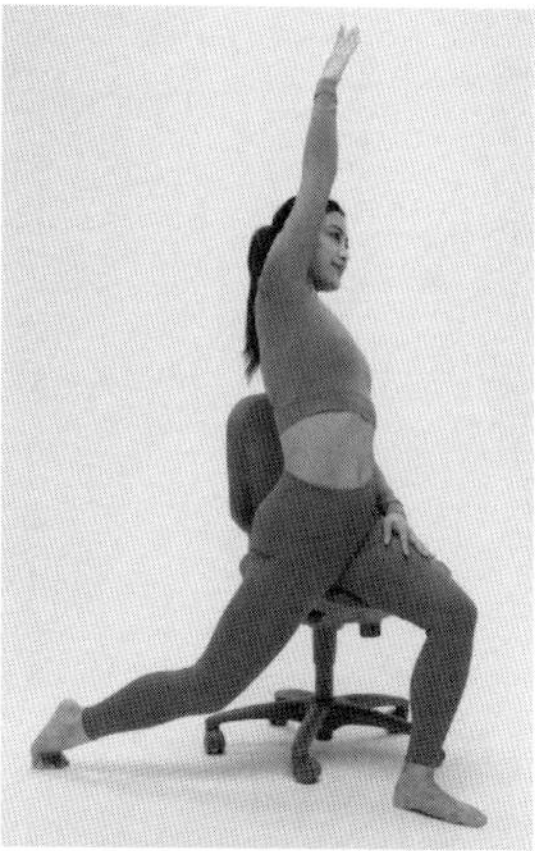

2-16　腸腰筋のストレッチ

脚を組まないようにするための股関節のストレッチ

腰痛を予防して、脚を組まないで済むようにするために、鼠径部にある腸腰筋《ちょうようきん》のストレッチをご紹介します。腸腰筋とは、股関節の屈曲に関わる大腰筋《だいようきん》・腸骨筋・小腰筋の３つを合わせた総称です。

長時間座った後、しばらく真っすぐに立てなくなってしまうのは、鼠径部の筋肉が固まってしまうからです。そこで、立ち上がる前に両側をストレッチする癖をつければ、腰痛予防に大きな効果を発揮します。

【脚を組む理由と矯正ストレッチ】

椅子の半分に腰掛けて、上に組んでいる脚を下ろし、後ろに大きく引きます。引いた足のつま先で床を押しながら、太ももの付け根を前方に突き出します。

この体勢を維持したまま、ストレッチしている脚側の手を頭上に伸ばし、上体を前脚側に側屈させて大腰筋を伸ばします。

デスクワーカー向けの休息ストレッチ

いつも同じ姿勢や身体の使い方をしていると、脳と身体はそのパターンに固定されてしまいます。そこでこの項では、身体のゆがみを矯正するためのストレッチを5つご紹介します。

これにプラスして、第1章でご紹介した肩甲骨のリセット（40ページ）をこまめにやるよ

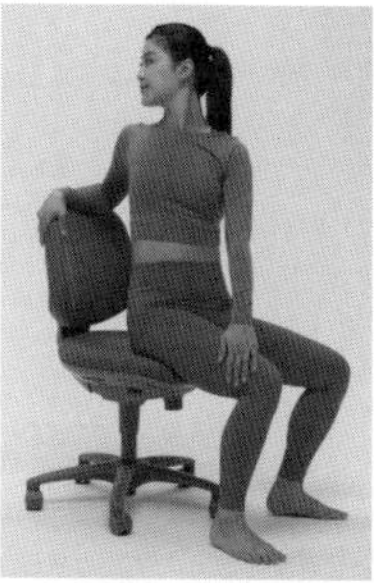

2-17　ねじれ矯正ストレッチ

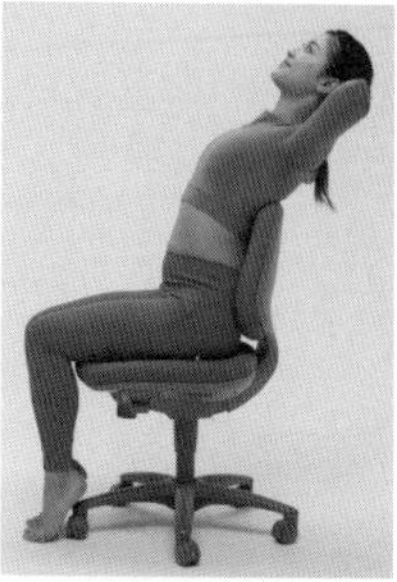

2-18　猫背矯正ストレッチ

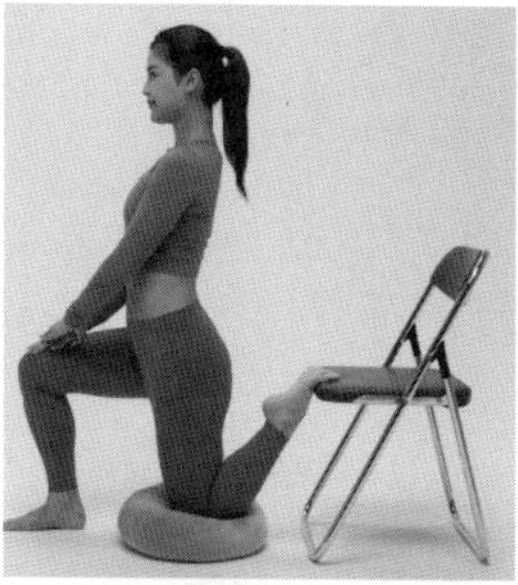

2-19　太もものストレッチ

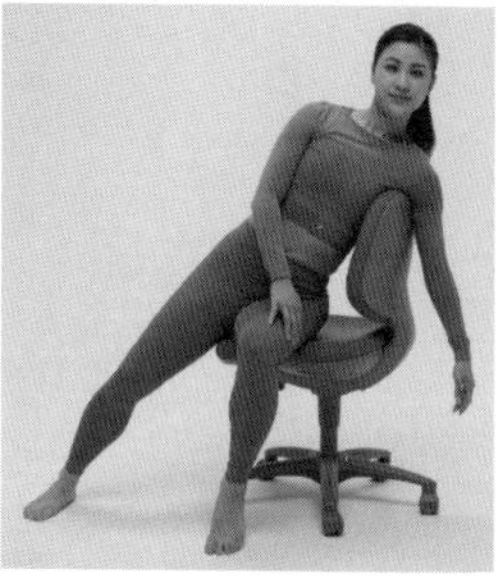

2-20　背もたれを使って脇の凝りをほぐす

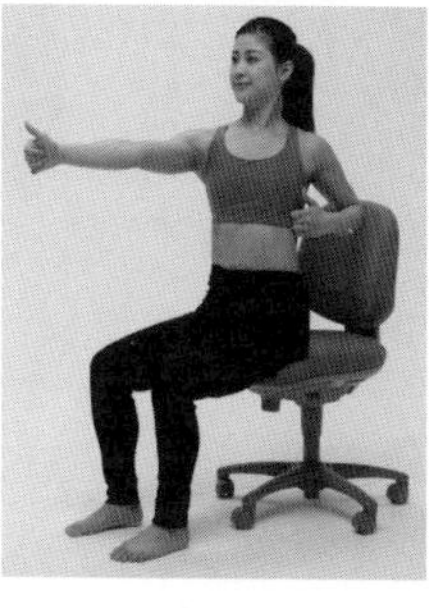

2-21　アーチェリー

うに心がけて下さい。

①ねじれ矯正ストレッチ

右利きの人は上半身が左にねじれやすく、左利きの人は右にねじれやすくなっています。上体を片側ずつひねってみると、左右非対称であることがわかるはずです。

そこで、上体の回旋が制限されている方だけストレッチします。

腰幅に足を開いて、上体をひねる方の手で背もたれをつかみ、もう一方の手を反対側の太ももに置いて下半身を固定します。視点を後方に固定し、息を吐きながら最大限に上体をひねったところで30秒キープしましょう。ストレッチ中に息は止めません。

【上半身のねじれを矯正するストレッチ】

②猫背矯正ストレッチ

1日中背中を丸めていると背腰部が固まってしまい、上体を反らせなくなってしまいます。

そこで椅子の背もたれを活用したストレッチで、上体を反らせるようにします。

まずは座面の奥に座って、背中を背もたれに密着させます。次に両手を頭の後ろで組んで背中を反らせます。その場で20秒ほどキープしましょう。

30分に一度のペースで行えば、慢性的な猫背によるダメージを軽減することができます。

【猫背を改善するストレッチ】

③太もものストレッチ

ストレッチする側の足のつま先を、椅子の座面に乗せるか、壁に押し付けます。

前脚の太ももに両手を置いて、太ももをしっかりと押すことによって上体を支えます。

お尻の割れ目を締めたまま、ゆっくりと骨盤を後ろ足のかかとに近づけていきます。決して無理に太ももを伸ばさないように注意して下さい。

後ろ足のつま先で、座面（壁）を軽く押すとストレッチが強まります。ストレッチの強度は6割くらいで抑え、そのまま30秒間キープしましょう。

【太もものストレッチ】

④背もたれを使って脇の凝りをほぐす

脇の下の筋肉（前鋸筋《ぜんきょきん》）はとても凝りやすく、肩凝り、四十肩や五十肩、首の痛み、手先の痺れ、むくみなど様々な症状を引き起こします。

厄介な脇の凝りですが、椅子の背もたれを使って簡単にほぐすことができます。

まず椅子に対して横向きに座ります。次に脇の下（肩甲骨の外縁）を背もたれの縁に押し当てます。

縁に押し当てる部位を少しずつずらしていって、ズンと手先と脇に響く部位があったらそれがトリガーポイント、すなわち凝っている部位です。そこを背もたれの縁に押し当て、20秒ほど圧迫します。さらに垂らしている方の手を床に向かって伸ばすと、いっそう効果的に圧迫できます。

凝りがほぐれたら、マッサージした側の腕を頭上に上げ、反対の手で手首をつかみ、脇が伸びるように上半身を側屈させてストレッチします。

【脇の下をほぐすマッサージとストレッチ】

⑤上半身をねじるストレッチ

日常生活ではほとんど上半身を回旋させる動きがありません。

時々は身体をねじる動作をしないと、胸椎と肋骨をつなぐ関節の可動域が極端に小さくなり、背腰部が凝り固まってしまいます。また、胸郭の拡張が制限されるので呼吸も浅くなります。

椅子に腰掛けたまま行う「アーチェリー」は、その名の通り、弓を引くような動作を繰り返します。片手の親指を立てて最大限前方に伸ばし、もう片方の手も親指を立てて最大限後方に引きます。上半身が前傾しないように注意して、左右の手を入れ替えるたびに息を口から吐きます。アゴを引いて脇を締めることもポイントです。

これを16～20回行います。

【アーチェリー】

お勧めの椅子

最後にもう一度、椅子の選び方について触れておきます。

椅子に座っているとき、私たちは身体を椅子に預けています。椅子は単なる家具ではなく、下半身の代わりを果たす体具であるといえます。

自分にフィットしない椅子に座り続けるということは、視力に合わないメガネやコンタクトを装着しているのと同じことであり、身体にとても有害です。

そこで仕事用の椅子を選ぶときには、膝よりも座面を高く調整できる椅子を選びます。それからヒップヒンジして腰掛け、骨盤を立てた状態のフィーリングを確かめて下さい。

端座したときに太ももの裏側に違和感がないか、座面の中央がへこんでいて骨盤が後傾しやすくないかなど、座面の形状を入念にチェックすることも大切です。

家具売り場で試してみるときなど、いきなり背もたれに寄りかかってしまう人も多いようですが、この方法は賢明とはいえません。ソファーのようにリクライニングチェアとして使用するならかまいませんが、仕事したり勉強したりするのであれば、背もたれを使わずに作業がしやすいかをチェックするべきです。

椅子のフィット感は時間の経過と共に変化するので、少なくとも5分間は試座した方が良いでしょう。

個人的にお勧めしているのは、座面がサドルや乗馬用の鞍《くら》のような形をしている椅子です。乗馬の姿勢が美しいのは、膝よりも股関節が明らかに高い位置（大腿骨と脛骨の角度が１２０〜１３０度）にあるのと、骨盤が立つように鞍の後方が反り上がっているためです。またがって開脚している立腰を保持するのに貢献しています。

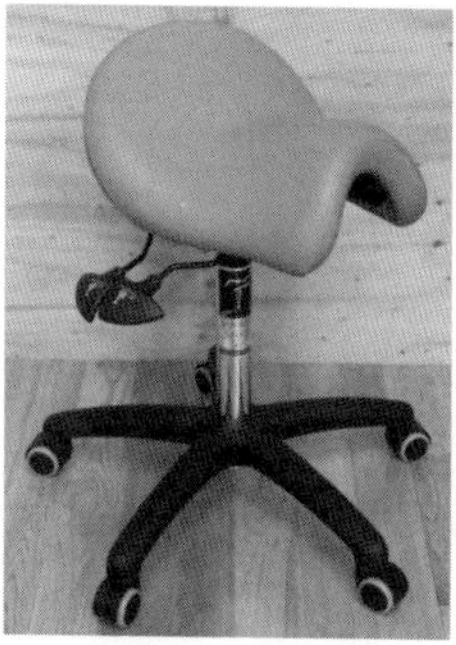

2-22　バンバックサドルチェア

一般的な形状の椅子に座って、乗馬姿勢を再現するのは容易ではありませんが、それでも座面の高い椅子に開脚するか、スプリットスタンスで腰掛ければ、理想的な着座姿勢をとることができます。

サドルと鞍の共通点は、**座るのではなく、またぐこ**

と。それと背もたれがないことです。

背もたれに寄りかかって休めないので、一見すると疲れそうですが、またがることによって自然と立腰するので、むしろ背もたれが必要なくなるのです。

実際にまたがるタイプの椅子に買い替えた人たちからは、「立ち上がりの動作が楽になった」「長い時間座っても肩や腰に痛みが出ない」「もっと早く替えれば良かった」といった感想が多数寄せられています。

このタイプの椅子は、ネットで「鞍」「サドル」「椅子」などの言葉で簡単に検索できます。最近では2万円台を下回る椅子もあるので、ぜひ試して頂きたいと思います。

第3章　疲れとストレスを消す呼吸のしかた

ヒトは１日に平均１万７千～２万回、無意識に呼吸しています。

脳は生命を維持するため、どのような状況においても呼吸することを優先しますが、**呼吸の質**まではなかなか手が回らないようです。

ですから、あえて呼吸に意識を向けない限り呼吸の質は低下していき、加齢と共に息が細っていくのです。息が細るということは、すなわち生命力が細るということです。

呼吸の質が悪いと十分な酸素を脳や全身の細胞に届けることができず、自律神経の働きも低下してメンタルにも悪影響を及ぼします。

姿勢は呼吸と密接に関わっているため、姿勢を改善するには最適な呼吸を身につけることが不可欠で、この逆もまた然《しか》りです。呼吸をないがしろにしていたら、どのような治療や運動を試みても、すぐに元の状態に戻ってしまうのです。

一方、呼吸のしかたを修正すると身体の強張りがただちに解けて、痛みや関節の可動域が大幅に改善されます。

呼吸のしかたが良くなると、脳に供給される血流が改善して**認知機能が向上**するほか、**消化機能、免疫機能、代謝が高まり、精神状態が安定**します。

しかしながら、私たちは生まれたときから無意識に呼吸をしているので、呼吸のことを考えたり意識したりすることはめったにありません。

そこで、本章の前半では最適な呼吸の型を、後半では腹を固めて腰部を守る「ブレーシング」というテクニックをご紹介します。

どちらも身につくまでに２週間ほどかかりますが、心身のコンディションがガラリと変わるので、ぜひ頑張って習慣化して頂きたいと思います。

呼吸のダイエット

まずは呼吸の基本についてご説明します。

一般的には胸式呼吸と腹式呼吸が知られていますが、どちらが良い悪いということではなく、**呼吸のテクニック**として使い分けられるようにしておくと良いでしょう。

通常では横隔膜を効率的に働かせる**「横隔膜呼吸」が理想**です。

横隔膜呼吸は特別なものではなく、赤ちゃんや幼児のときには誰もが無意識にしていた呼吸のしかたなのですが、大人になるにつれて浅い呼吸（胸式呼吸）に置き換わってしまう人が大勢います。

呼吸が浅くなる原因はいくつかあるのですが、最も影響が大きいのは姿勢です。猫背になると胸郭と腹部が圧迫され、横隔膜が伸縮できず呼吸が浅くなります。

特に仕事や勉強に集中しているときは呼吸が浅くなりがちですが、そうなると脳が酸素を取り込もうとして呼吸の回数が増加し、その結果、酸素の過剰摂取が起こります。

脳と全身の細胞に酸素を運ぶためには、**適量の二酸化炭素が必要**であるため、この状態が定着すると、**交感神経過活動による全身の緊張、末端の冷えやむくみ、疲れやすさ、消化機能の低下、不安の増大といった問題が生じやすくなります。**

理想的な呼吸の回数は1分間に6~8回とされています。このペースで呼吸しているときは、心身をリラックスさせる副交感神経が活性化し、痛みやストレスへの耐性が高まります。ストレス社会で健やかに暮らすためには、一回の換気量が多い横隔膜呼吸を心がけて、**呼吸の回数を減らす**ことが肝要なのです。

深いため息は最良のデトックス

人は何かに集中しているときや重いものを持ち上げると、体幹を安定させるため無意識に息を止めています。

「息を詰める」「息を潜める」「息を呑《の》む」「息を殺す」「息を凝らす」といった言葉は、どれも息を止めて身体を硬直させた状態のことを表しています。

一時的に呼吸を止めて作業するのは問題ありませんが、肺に入れた空気をしっかりと吐き切らないと、十分に空気を吸い込むことができません。そうなると、脳は息を吸おうとして呼吸の回数が増えてしまうわけです。

もうひとつ、しっかりと息を吐き切らないことのデメリットとして、胸腔の内圧が上昇して心臓への負担が増すことが挙げられます。このとき、副交感神経はうまく働かず、精神的なストレスが高い状態が続きます。実際、メンタル的な問題を抱えている人の多くは、息を吐くのが非常に苦手で浅い呼吸パターンになっています。

日頃から意識していないと、息を吐く能力は低下していき、肺に残っている空気を出し切れなくなります。水泳の息継ぎと同じで、しっかりと息を吐かないと、しっかりと息を吸うことができません。

肋骨を下げて息を吐くことを身につければ、肺に残っている空気を吐き出すことができるので、十分な酸素を取り込むことができます。一回の換気量が増せば余分な呼吸の回数を減らすことにもつながります。

先述したように、多くの現代人はしっかりと息を吐けていません。そのせいで常に身体が緊張した状態に陥っており、自ら上半身を凝り固まらせているのです。

緊張した後やがっかりしたとき、疲れ切ったときなど、思わず「ふぅ～」「はぁ～」とため息をついてしまうものですが、あれには肺に溜まった空気を出し切ることによって身体をリラックスさせる効果があるのです。

「ため息をつくと幸せが逃げていく」などという人もいますが、ため息をつかなかったら心身共に窮屈になってしまいます。

そこで私は皆さんに、**肋骨に手を置いて深いため息をつくことを推奨**しているのですが、「深くため息をつくと気持ちが楽になるし、背中や肩の凝りも軽くなる」といった感想をもらいます。

ふとしたときに深いため息をつくようにすれば、張り詰めた状態から解放されて**心身のデトックス**をすることになりますので、ぜひ習慣にして頂きたいと思います。

いかにリブフレアを防ぐか

肩を持ち上げて息を吸う浅い呼吸をしている人は、胸郭の前面（みぞおちのあたり）がパカッと開いて鳩胸になっています。このように、肋骨の下端がめくれ上がり、肋骨弓の角度が90度以上になっている状態を「**リブフレア＝rib flare**」と呼びます。

肩を持ち上げる努力性の呼吸が定着してリブフレアを起こすと、横隔膜が強制的に伸ばされた状態になります。この状態では、横隔膜が呼吸筋としての役割を果たすことができなくなり、換気量が大幅に減少します。それを補うために、呼吸の補助筋である頚肩部の筋肉を使って息を吸うようになり、効率の悪い代償性の呼吸パターンが定着してしまうのです。

頚肩部の筋肉を酷使して息を吸うようになると、慢性的な首・肩の凝りや腰痛を招くだけでなく、不安症、パニック障害などを起こしやすくなります。

ところが大変多くの人がこのリブフレアを起こしていて、質の悪い呼吸パターンのまま何十年と暮らしているのです。

浅い呼吸は胸郭の形状にも悪影響を及ぼします。本来であれば、肩甲骨と肋骨は密着するように、それぞれが湾曲しているのですが、リブフレアになると胸郭の背面が平坦になるため、肩甲骨が肋骨から浮いた状態になってしまいます。

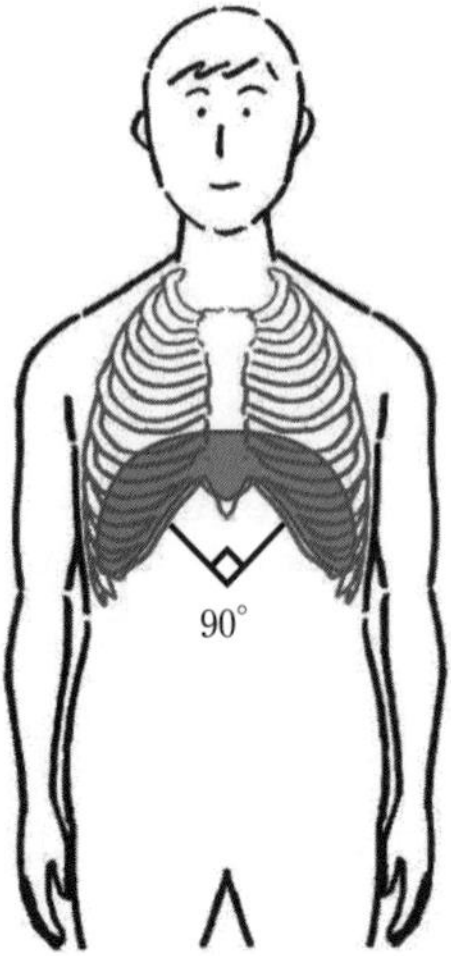

3-1　最適な胸郭と横隔膜の図。肋骨弓の角度は90度。横隔膜に高さがある分だけ、吸気量が増す。肩が下がり脇が閉じているので首・肩が凝りにくい

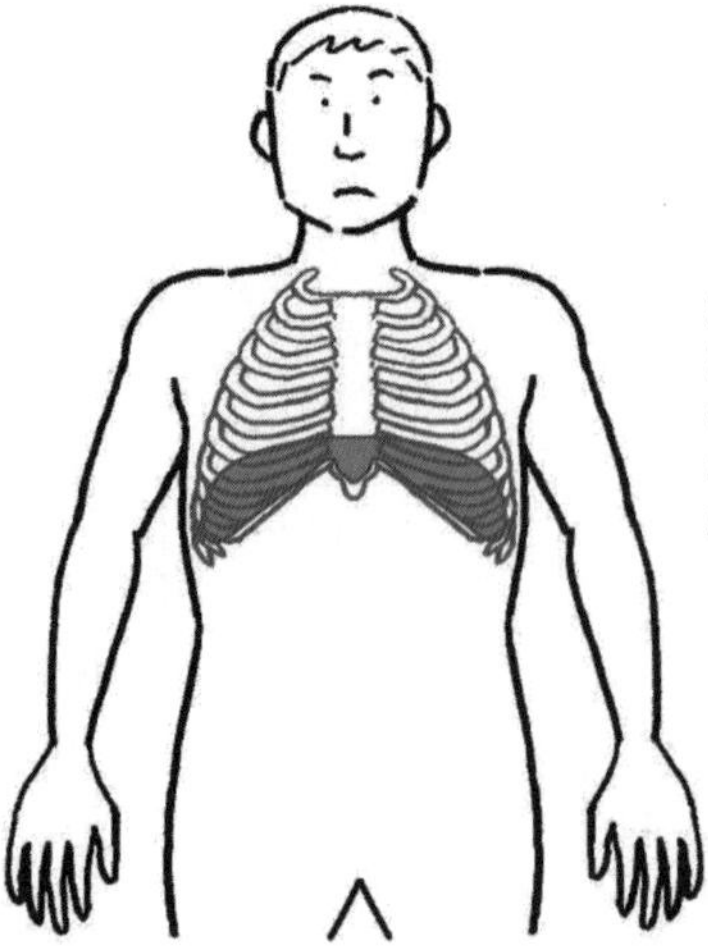

3-2　リブフレアした胸郭と伸び切った横隔膜の図。下部肋骨が過度に拡張してリブフレアしている（肋骨弓の角度が90度以上）。横隔膜が強制的に伸ばされているので、呼吸は浅くなり、頸肩部の筋肉が過緊張して肩がすくみ脇が開く

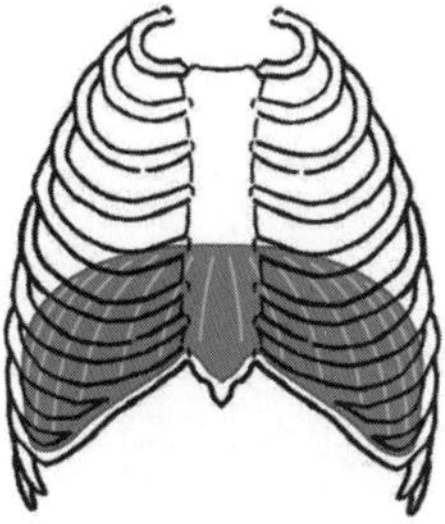

3-3　通常の胸郭。肋骨弓の角度は 90 度

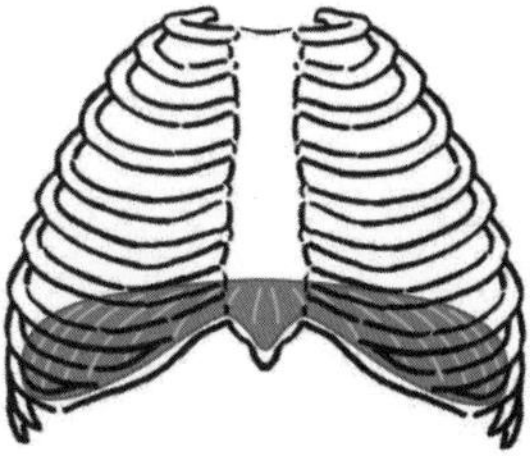

3-4　「リブフレア」した状態の胸郭。横隔膜は強制的に伸張される

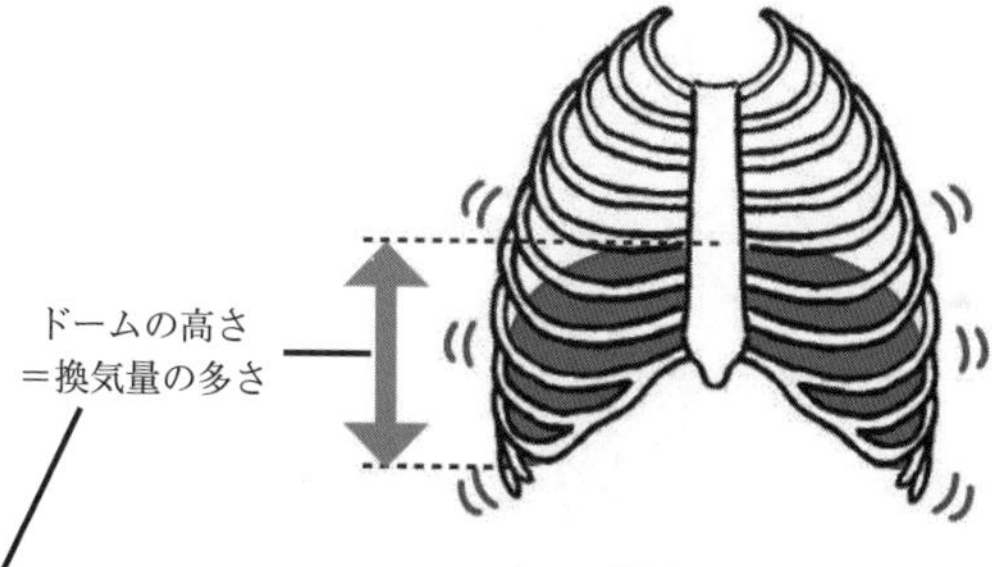

3-5　横隔膜のドームが高いほど筋膜が伸縮する幅が大きくなり、一回の換気量が増大する

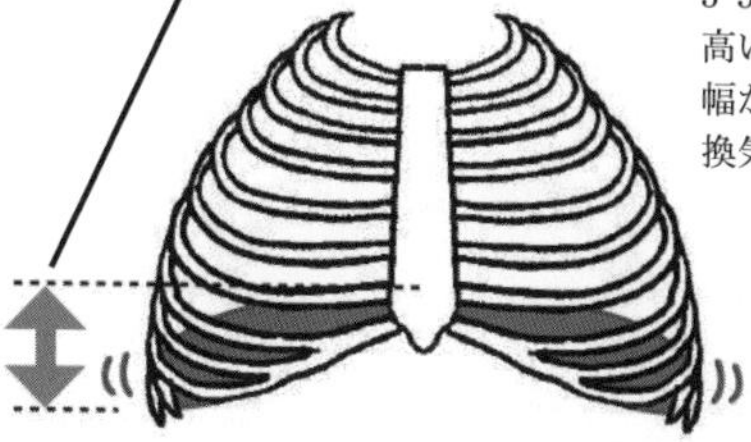

3-6　リブフレアして強制的に伸ばされた横隔膜。すでに伸び切っているので、取り込める空気の量が大幅に減少する

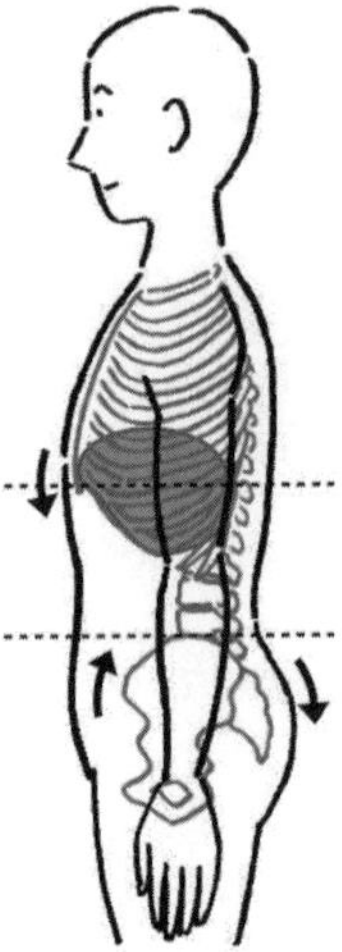

3-7　胸郭の前面が下がっているので横隔膜のドームが高い。下部肋骨と骨盤の距離が近いため腹腔の内圧が保たれやすい

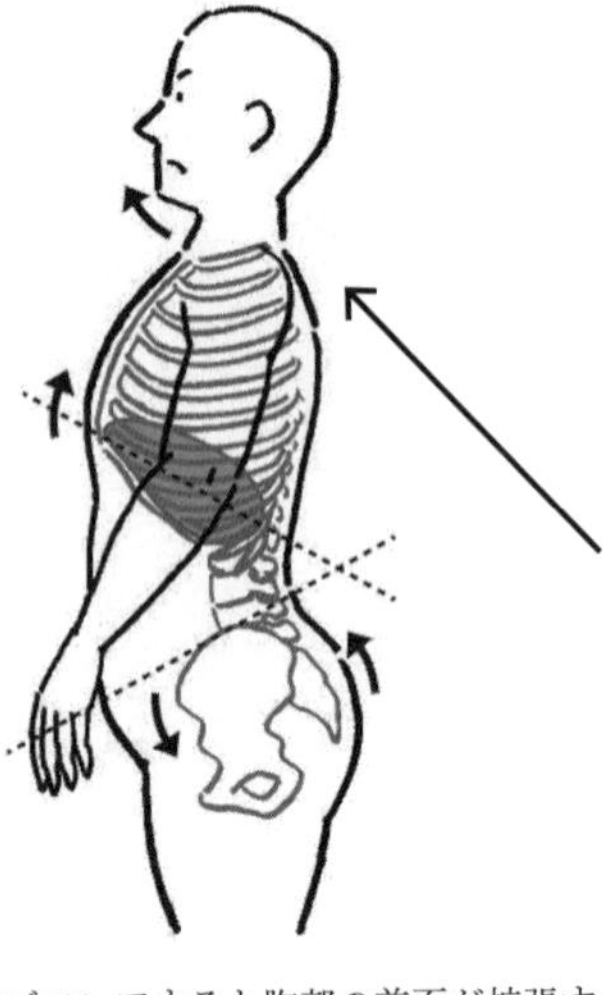

3-8　リブフレアすると胸郭の前面が拡張するため、腹筋群が強制的に伸ばされて腹腔内圧が低下しやすくなる。腰部の筋肉は、常に短縮して反り腰になるので腰痛の発生リスクが高くなる

こうなると肩甲骨と肋骨が接する面積が小さくなり、肩関節の安定性と可動域が低下して、肩関節の障害リスクが高まります。

実際に、四十肩や五十肩を患っている人たちはリブフレアになっていて、頚部と肩関節の可動性が著しく制限されています。そういう場合は、肩甲骨の位置をリセットすることから治療を始めます。

そして、根本から改善するには、**肋骨を下げて息を吐く習慣をつけて、リブフレアを修正することが必要になってきます**（詳しいやり方は１０１ページで紹介します）。

一見すると、呼吸と関係なさそうな腰痛症や股関節の機能障害も、呼吸のしかたを最適化することによって改善できるケースが多々あるのです。

【呼吸と姿勢のつながり】

リブフレアを解消して体幹を安定させる

リブフレアによってお腹が伸びてしまった状態を「**アブシザース＝abscissors**」

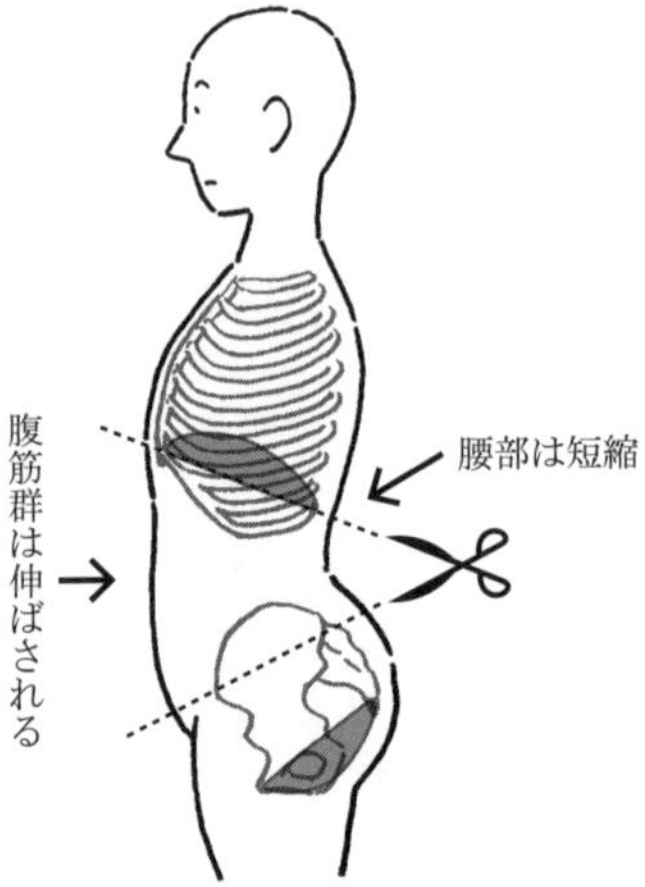

3-9　リブフレアしてお腹の前面が開いた状態をアブシザースと呼ぶ

（**「abdominal／腹部の」と「scissors／ハサミ」を合わせた造語**）と呼びます。

この名称は、上半身を側面から見たときに骨盤と胸郭の前面がパカッと離れている様子が、ハサミを開いた状態に似ていることに由来しています。

リブフレアによってアブシザースになると、骨盤を下方から支える下腹部の腹筋や骨盤底筋群も緩んでしまうため、腹圧が下がるだけでなく、臓器を理想的な位置で保持できなくなります。

さらに、体幹（コア）の安定性が損なわれるため、ちょっとしたことでバランスを崩しやすくなります。

仰向けに寝たときに腰が痛む人の多くは、リブフレアが原因で腰が反って床から浮いた状態になっています。そのような状態ではリラックスして眠ることができず、朝起きたときに疲労感が残ってしまいます。

「仰向けだと腰が痛くて眠れない」という人は、寝る前に肋骨の下部を締めながら息を吐くようにしてみて下さい。リブフレアが修正されると、副交感神経が活性化して腰の反りと膝の曲がりが矯正されるだけでなく、入眠がスムーズになるといわれています。

リブフレアを改善してアブシザースを治すには、上体を繰り返し起こす腹筋運動などを行っても効果はありません。上胸部を膨らませて息を吸っていたら、すぐにまた胸郭の出口が開いてしまうからです。

これらの問題は、筋トレよりも呼吸のしかたとパターンを修正することによって、効率的に解消することができます。

横隔膜呼吸を身につける

横隔膜呼吸は、胸郭と腹部を全方向に同時に拡張し、横隔膜を効率的に収縮させながら呼吸するのが特徴です。

平常は、できるだけこの呼吸を維持したいところですが、精神状態や運動による心肺への負荷、健康状態に応じて呼吸のしかたは変わります。

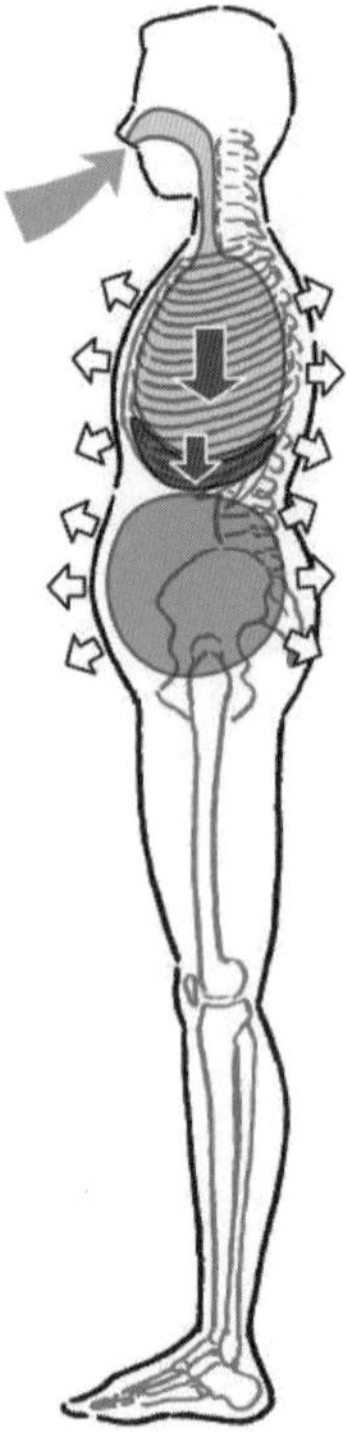

3-10　胸郭とウェスト全周が拡張し、横隔膜が伸長して空気が肺に流入する

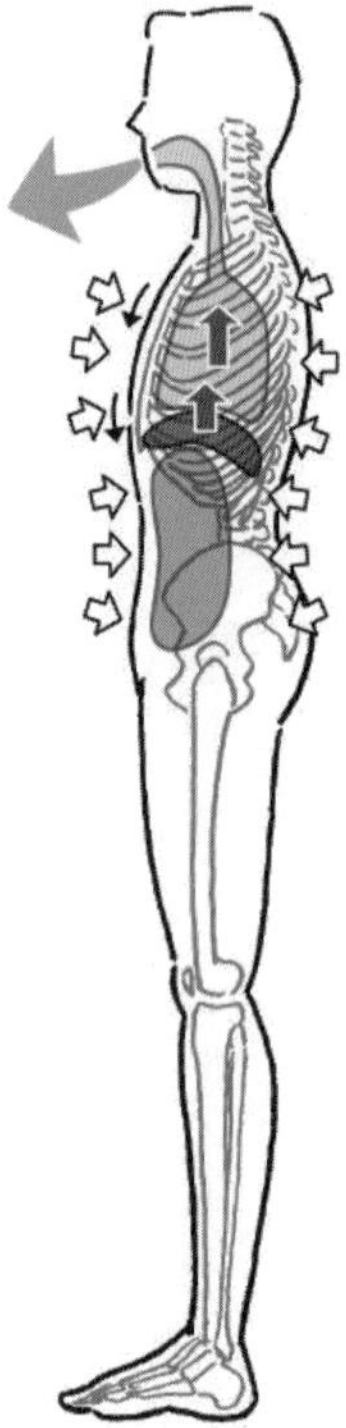

3-11　肋骨が下がって横隔膜が収縮すると、肺に溜まった空気が効率的に排出される

一般的に胸式呼吸＝悪い呼吸と思われがちですが、激しい運動をしているときや感情的になっているときには、自然と胸式呼吸（努力性の呼吸）に切り替わります。つまり、より多くの酸素を取り込まなければいけない状況下では、胸式呼吸が正解なのです。

ただし、なんでもないときにもこの呼吸をしていると、身体がとても疲れやすくなります。最適な呼吸の型を習得するためには、時々胸とお腹に手を置いて、横隔膜呼吸をしているか確認することが肝要です。

実践　横隔膜呼吸を身につける・息の吐き型

呼吸を見直すときは、**肋骨を下げながら息を吐くことから始める**のが良いでしょう。こうすることで、全身の緊張が緩和して、遊びがなくなっている胸郭の可動性が改善するからです。

呼気は、**深く長くゆっくりと吐くのがポイント**です。また、息を吐くときに**お腹に力が入っていると、横隔膜と肋骨の動きが止まってしまうのでお腹を緩めておきます。**

次に胸骨や肋骨の脇に手を置いて、肋骨の動きをモニタリングします。置いた手に力を入れてしまう人が多いのですが、あくまでも手は肋骨の動きを感知するだけです。

はじめのうちはお腹の力がうまく抜けず、4～5秒で息を吐き終わってしまうかもしれませんが、肋骨を下げながら息を吐く感覚をつかめれば、10～15秒くらいかけて息を吐けるようになるでしょう。長く息を吐けるようになるほど、心身のリラックス度が増し、息を吸ったときに、より多くの空気を取り込めるようになります。

仰向けで数回息を長く吐いた後、肋骨の脇を両手で押すと胸郭がたわむのを感じ取れるはずです。

はじめは仰向けで吐く練習をし、座位→立位→歩行とポジションを変えていきます。

【最適な呼吸のしかた】

呼気の練習は、肋骨を下げながら息を吐き、肺に溜まっている空気をできるだけ吐き出すことが目的です。

①仰向けに寝て膝を立てて90度に曲げます。この体勢をとると腰が痛くなる人は、背中と腰の筋肉（広背筋）の緊張を和らげるために、椅子などに両足を乗せて腰部の緊張を緩和させます。いずれのやり方にせよ、**両膝を開いてガニ股にします。**

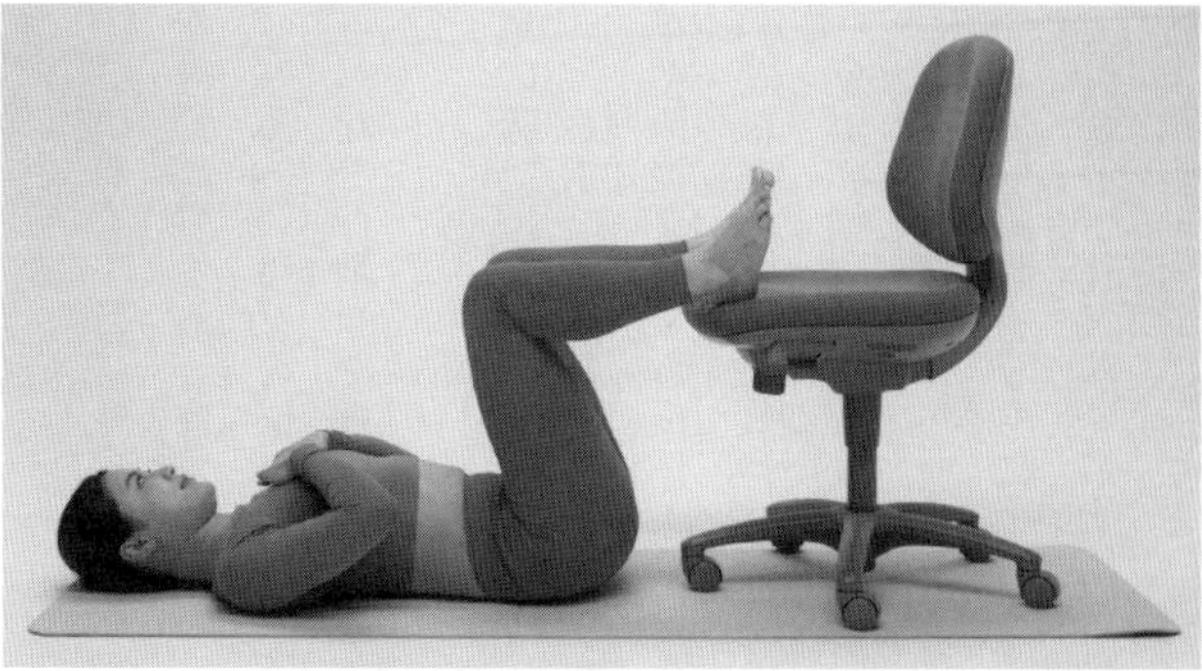

3-12　呼気の練習。仰向けに寝て膝を立てて90度に曲げる（痛みが出る人は椅子などを使う）。両膝を開いてガニ股に。両手を胸骨の上に置き、お腹を弛緩させた状態でゆっくりと口で息を吐き、胸骨が沈みながら骨盤に近づいていくのを確認

②両手を胸骨の上に置き、お腹を弛緩させた状態でゆっくりと口で息を吐き、**胸骨が沈みながら骨盤に近づいていくのを確認**します。

吐くときは肩と首の余分な力を抜き、口を軽くとがらせて「ふー」と息を吐き、少なくとも8〜15秒かけて吐き切ります。

息を吐いている最中は視点を下方に固定し、「胸を平らにする」「胸の空気を抜いてしぼませる」というイメージでやると、よりスムーズに肋骨を下げることができます。

吐き切った後は、すぐに息を吸わずに2〜3秒間息を止めます。

息を止めることによって呼気と吸気にメリハリがつき、血中の二酸化炭素濃度への耐性が上がり、すぐに息を吸おうとする癖が改善されま

す。

③胸骨を下げて吐く感覚をつかんだら、次は**肋骨の脇に手を置いて肋骨弓を締めながら息を吐く感覚**を養います。

基本的には②と同じ要領ですが、肋骨の脇を骨盤に向かって押し下げるように、手で軽く押しながら動きを誘導するとうまくいきます。

息の吸い型

一般的に知られている腹式呼吸はお腹だけ膨らませますが、**横隔膜呼吸では背中―脇―ウエスト全周（ヘソ下―脇腹―腰）を膨らませます**。

横隔膜が骨盤に向かって伸張すると、胸腔が陰圧になって肺に空気が入ります（吸気）。反対に横隔膜が縮まると胸腔が陽圧になり、空気が肺から押し出されます（呼気）。

横隔膜の下には内臓があるので、ウエスト全体が外に向かって広がらないと、内臓が邪魔をして横隔膜を十分に下げることができません。

つまり、横隔膜を最大限に伸張させて息を吸うには、お腹の前面だけでなく胸郭の全周―腰―脇腹を同時に拡張させることが肝要なのです。

上半身全体を使って息が吸えるようになると、瞬時に必要な酸素を取り込めるようになります。

横隔膜の動きは目に見えませんが、吸気のときに肋骨の脇やウエストが拡張していれば横隔膜が収縮している証です。

スタイルを気にしてお腹を固める癖がついてしまっている人は、腹筋を弛緩させる感覚をつかむまで、お腹を膨らませて息を吸うのに苦労するかもしれません。

それでも、手をウエストに置いてお腹の動きを確認しながら練習していれば、やがてコツをつかんでお腹をスムーズに拡張できるようになります。

鼻から息を吸う

理想の呼吸は、鼻から息を吸って口から息を吐きます。本来、口は食べる器官、鼻は息を吸う器官ですが、口だけで呼吸している人が大勢います。

鼻で息を吸うとき、鼻水を吸うように鼻先で勢いよく吸ってしまうと首の前面に力が入り、肩が持ち上がる悪い吸気パターンになります。

効率的な鼻呼吸をするには、口を閉じて舌を上の歯の根元に押し付け、鼻の奥＝咽頭で静かに吸うようにします。うまくできると、子どもの寝息のように「コー」とか「クー」という音がします。この方法だと効率的にお腹を膨らませることができます。

また、**息を吸うときに視点を斜め上に固定すると、より多くの酸素を取り込むことができます。**

【最適な呼吸のしかた（再掲）】

①呼気の練習と同じく、仰向けに寝て足を椅子に乗せます。ガニ股にしたら両手を広げて人差し指で腰骨の内側を触り、親指の腹で脇腹を触ります。

②舌を口蓋《こうがい》に押し当てて、鼻の奥（咽頭のあたり）から3〜5秒かけて穏やかに息を吸いながら下腹を膨らませる練習をします。下腹部を膨らませるのは簡単ではないので、根気よく取り組んで下さい。

③今度は脇腹を膨らませる練習をします。脇腹に手を置いたら、①と同じ要領で息を吸って脇腹と腰を膨らませます。

左右の脇腹の膨らみ方に差がある場合は、膨らみにくい側を集中的にトレーニングします。

もし右脇腹が拡張しにくいのであれば、そちらを重点的に拡張させる練習をします。左右の脇腹が均等に膨らむようになったら、腰を膨らませて息を吸う練習に移行します。

④ウエスト全周を膨らませて息が吸えるようになったら、肋骨の脇を拡張させて息を吸う練習に入ります。

両手を胸郭の脇に置き、ゆっくりと息を吸いながら肋骨を左右に拡張させます。左右差がある場合は、膨らみ方が均一になるまで練習します。

⑤脇を拡張させる感覚をつかんだら、背中と腰を拡張させて息を吸う練習に移ります。椅子に腰掛けて少し背中を丸め、両手のひらで腰を触り、ゆっくりと息を吸って背中を膨らませていきます。

パートナーがいる場合は背中と腰に手を当ててもらい、そこを膨らませる意識で息を吸うと上達が早くなります。

⑥前腕を壁につけて立ちます。膝を少し曲げて息を吐きながら骨盤を後傾させ、尾てい骨を前に押し込む感じで少し背中を丸めます。さらに前腕で壁を押しながら、背中と腰を拡張させるように意識して息を吸います。

2秒間呼吸を止めた後、かかとで床を押して肋骨を下げながら息を吐きます。息を吐き切ったら、再び背中と腰を拡張させて息を吸います。これを4～5セット行います。

お腹と胸が連動して拡張したり収縮したりする呼吸を「**ペアリング呼吸**」と呼びますが、きちんと横隔膜呼吸の型ができていれば、自然とペアリング呼吸になります。

呼吸のリズムは、**3秒かけて息を吸う→2秒間息を止める→5秒かけて息を吐く**。1分間に6回のペースが理想といわれています。

様々な体勢で呼吸の練習をする

【背中や腰を拡張して息を吸う練習】

四つ這《ば》いで行うこの方法は、臓器の重さが腹壁にかかるので、お腹を膨らませるのが苦手な人にお勧めです。パートナーがいる場合は背中に手を置いてもらい、息を吸ったときに背面が拡張しているかチェックしてもらいましょう。
①四つ這いになって肩と股関節が直角になる位置に手と膝をつきます。
②手で床を押して背中を丸め、アゴを軽く引きます。練習中に頚肩部に力が入って、両肩

が上がらないように注意します。

③肋骨を下げながら息を吐き、胸郭を骨盤に向かって下げていきます。息を吐き切ったら呼吸を2秒間止めます。

④もしパートナーがいれば背中に手を置いてもらいます。舌を口蓋につけて、鼻の奥からゆっくりと息を吸って背中と脇腹を膨らませていきます。この呼吸パターンを4～5セット繰り返します。

【座位での呼吸】

椅子に座って行うこの練習は、息を吸いながら背中を拡張させることを身につけるのに役立ちます。定期的にこの呼吸法を行えば、仕事をしながらでも首から背中にかけての凝りを緩和することができます。

①座面に浅く腰掛けて足のスタンスを腰幅にし、アゴを引いて骨盤を立てます。両手を胸骨に置いたら、5秒かけて息を吐きながら胸骨を下げ、徐々に背中を丸めていきます。息を吐き切ったら2秒間息を止めます。

②次に両手を脇腹に置き、鼻から3秒間息を吸ってお腹を膨らませていきます。

③今度は肋骨の脇に手を置き、再び5秒かけて息を吐き切ります。肋骨が内側に入り込みながら下がっているか確認します。息を吐き切ったら2秒間息を止めます。

④パートナーに腰や背中に手を置いてもらい、そこを膨らませるように意識しながら5秒かけて息を吸います。この呼吸パターンを5セット繰り返します。

上胸部だけを拡張させて息を吸うと、丸まっていた上体が起き上がってきます。これは誤った息の吸い方です。

【立位で息を吐く】

この呼吸法は、立位で肋骨を下げながら息を吐く練習です。リブフレアを改善するのに適したエクササイズです。

①壁を背にして、スタンスを腰幅にして立ちます。壁からかかとを5㎝ほど離し、仙骨と背中と後頭部を壁につけます。

②膝を少し曲げてかかとに荷重したら、両手を肋骨の脇に置いてゆっくりと5秒かけて息

を吐き出します。肋骨が下がり、肋骨弓が内側に閉じていくのを指で確認します。かかとで床を押すと、よりスムーズに肋骨が下がります。

③息を吐きながら少しずつ背中を丸めていきます。完全に息を吐き切ったら2秒間息を止めます。

④舌を口蓋に当て、鼻から3秒かけて息を吸いながらウエスト全周と背中を拡張します。このとき、上胸部だけが拡張したり、上体が起き上がったりしてしまわないように注意します。

⑤3秒かけて息を吸ったら2秒間息を止め、再び肋骨弓を閉じながら息を吐いていきます。これを5セット行います。

ブレーシングで身体のコア（核）を固める

正しい呼吸のしかたを身につけたら、次はブレーシングのトレーニングです。

腹を決める。腹を固める。腹を据える。腹を括《くく》る。腹を割る。腹を切る。

このように、日本語には「腹」を用いた表現がたくさんありますが、どれも覚悟を決めたときに使う独特な言い回しです。

何事も腹が決まっていなければ成し遂げられないように、身体の中心部である腹＝コア（core／核）が固まっていなければ、いかなる動作も効率的にはできません。

コアは非常に重要な役割を担っており、寝ているとき以外は意識しなくても常に上半身を支え続けています。

たとえば片手を伸ばすだけでも、動き出す前に脳が腹部を固めて姿勢をサポートして、力を発揮しやすい状態にセットしています。もしお腹の力が完全に抜けてしまったら、立ち上がることはおろか、腕を上げることすらできません。

運動音痴の人や慢性的な腰痛を抱えている人たちの多くは、動き出す前にコアを固めて腰椎を保護するシステムが機能していません。かつての私もそうだったように、腹圧が抜けた状態で暮らしていると、床に落ちている物を拾おうとしただけで、ギックリ腰になってしまうことになるのです。

ですから運動の強度にかかわらず、腹圧を一定に保つスキルを習得することが非常に大切です。

そのためには、ウエスト（下腹部―脇腹―腰）を均一に張り出す必要があり、そのテクニックを**ブレーシング**と呼びます。

ブレーシングテクニックの仕組み

ブレーシングして下腹部と脇腹を張ると、横隔膜が下がって腹壁が内から外に押し出されます。この力に腹筋群（主に腹横筋と内腹斜筋）が抵抗することによって、腹部の内圧（ＩＡＰ＝intra-abdominal pressure）が上昇するのです。

無意識にブレーシングできるようになれば、腰痛発症のリスクが大きく軽減するだけでなく、運動のパフォーマンスも格段に向上します。

ＩＡＰが高くなっているお腹は、下腹から脇腹にかけて張りがあり、砂時計のようにくびれてはいません。西洋の絵画やギリシャ彫刻の作品を見ても、下腹部と脇腹はやんわりと膨らんでいます。洋梨のような下腹部と張り出した脇腹は、強靭な肉体の証なのです。

お相撲さんがまわしを叩《たた》くと館内に太鼓のような音が響きますが、あれは腹圧が非常に高い状態であることを示しています。

世間にはウエストを細くすることで頭が一杯になっている人もいますが、ウエストを絞るほどＩＡＰは低下してしまいます。

また、腹筋運動で腹筋が肥大したからといって、それだけではＩＡＰを高めることにはつ

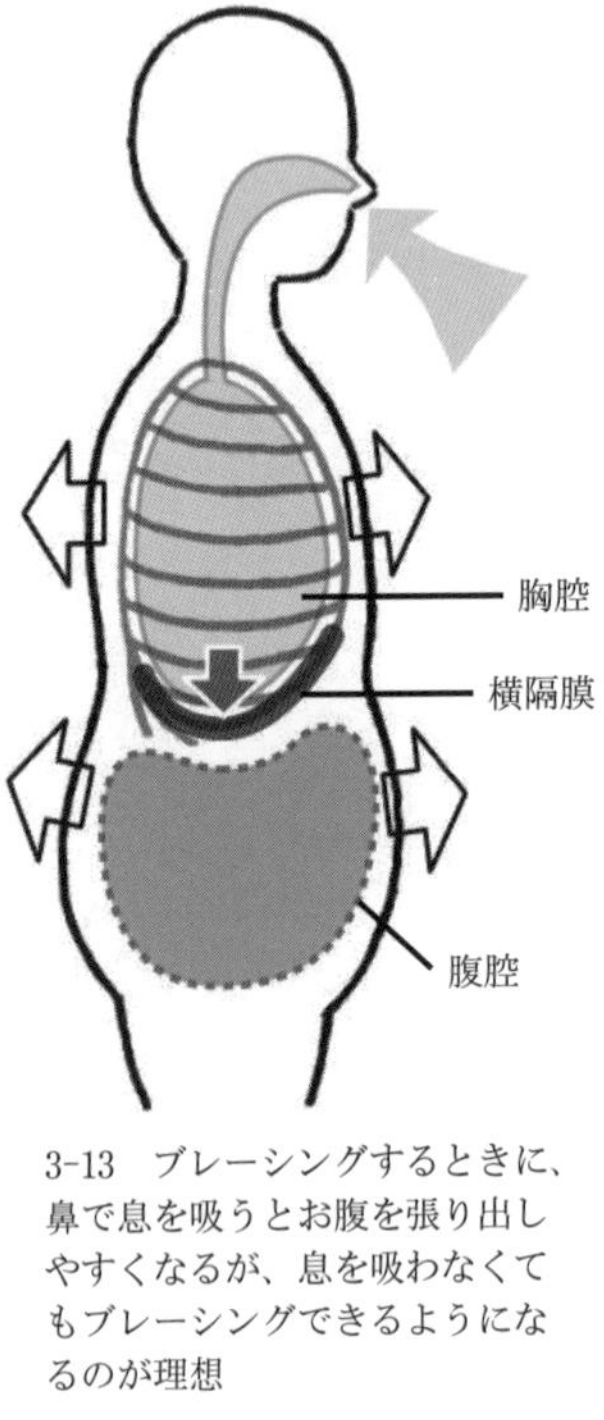

3-13　ブレーシングするときに、鼻で息を吸うとお腹を張り出しやすくなるが、息を吸わなくてもブレーシングできるようになるのが理想

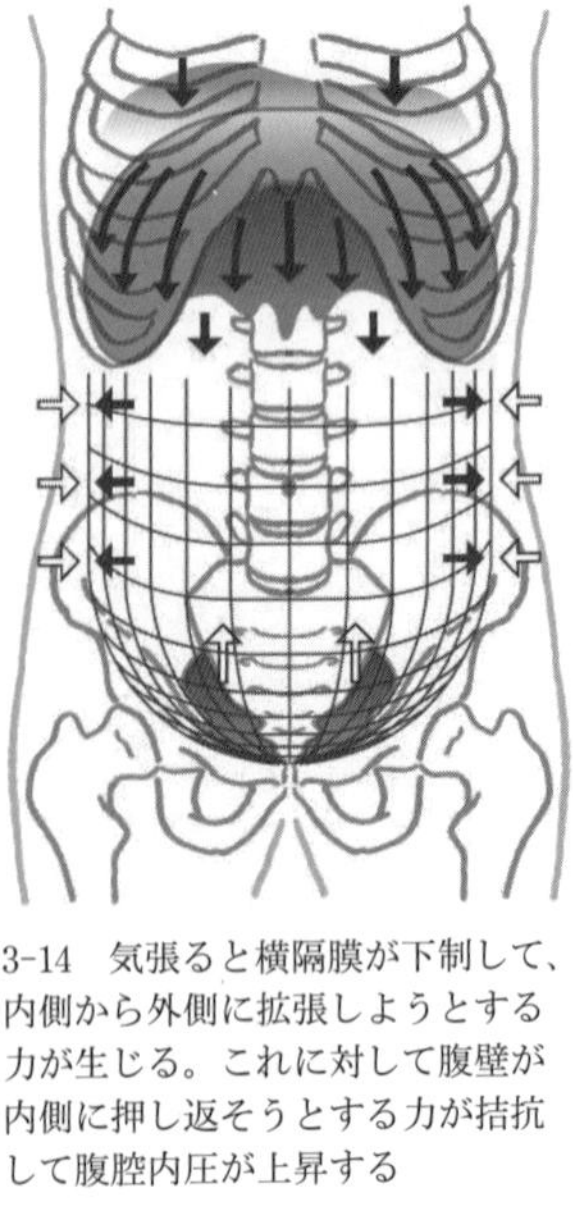

3-14　気張ると横隔膜が下制して、内側から外側に拡張しようとする力が生じる。これに対して腹壁が内側に押し返そうとする力が拮抗して腹腔内圧が上昇する

ながりません。実際にお腹がバキバキに割れていてもコアが脆弱な人は大勢います。観賞用のお腹と機能的なお腹は、別物だといっても過言ではありません。

ブレーシングを身につける

体幹を安定させるのに不可欠なブレーシングテクニックですが、赤ちゃんや幼児の頃は、誰もが無意識にやっていたことです。

赤ちゃんは月齢3カ月頃から6カ月くらいまで、仰向けの体勢で両足を上げてバタバタしたり、足の指をつかんだりしますが、あの運動はブレーシングすることで、四肢の動きを支えるコアの能力を養っているのです。

赤ちゃんが半年以上もかけてコアを鍛えるのは、立ち歩くようになったときに、その能力が大変重要になるからです。

しかしながら、多くの人は大人になるとブレーシングをしなくなり、コアが緩んだ状態で活動しています。それ故、ちょっとしたことで腰や他の部位を痛めてしまうのです。

私たちが自分の身を自分で守れるようになるためには、赤ちゃんや幼児の頃の姿勢や呼吸、身体の使い方を再学習することが大変有効です。

そうすることで、眠っていた脳内の運動プログラムが再起動し、痛みや強張りで動かせなくなっていた部位がスムーズに動くようになるからです。

このパートでは息を止めずにブレーシングし、腹腔を維持しながら（＝ＩＡＰ）四肢を動かす能力を養っていきます。

リブフレアしていると横隔膜が強制的に引き伸ばされるため、ブレーシングするのが難しくなります。ですからブレーシングを身につける前に、最適な呼吸法を身につけて、息を吐きながら肋骨を閉じておくようにしましょう。

通常の呼吸をしたままＩＡＰが保てるようになれば、どのような動作でも高いパフォーマンスが発揮でき、腰を痛めるリスクを大幅に軽減できます。

①呼吸しながらお腹の張り出しを維持する

仰向けに寝て、両足を椅子やベッドなどの上に乗せます（動画では乗せていません）。そのまま両脚を少し開いてガニ股にします。

両手の親指と人差し指を広げて脇腹に置き、鼻で息を吸って、ウエストをできるだけ拡張します。２秒間息を止めたら口から８～10秒かけて息を吐きます。このとき視線を下方に固定すると肋骨が下がりやすくなります。通常では、息を吐くとお腹がしぼんで緩みます。人差し指で腰骨の内側を、親指で脇腹から腰にかけての張りをチェックしながら、常に下腹と脇腹の張りをキープするように努めましょう。

息を吐き切ったら２秒間呼吸を止めて、再び鼻から息を吸ってお腹を膨らませます。

呼吸のリズムは「８～10秒吐く→２秒休息→３秒吸う→休息」を１サイクルとし、５～６セット行います。

【ブレーシングのやり方】

②３カ月ポジションでブレーシング

①と同様、仰向けに寝て台に足を置き（動画では台を使っていません）、両脚を少し開いてガニ股にします。

両手の親指と人差し指を広げて脇腹に置き、鼻の奥で息を吸ってお腹を膨らませてから両足を少し浮かします。このとき、腰が浮かないように床に軽く押し付けましょう。2秒間息を止めたら、8～10秒かけて口から息を吐きます。このとき、視線を下に固定すると肋骨が下がりやすくなります。

息を吐いている最中は、ウエストの張りが減退していないか指でチェックします。息を吐いたときにお腹がしぼんでしまう場合は、いったん息をすべて吐き出し、ゆっくりと鼻で息を吸って下腹部をパンパンに膨らませます。

呼吸のリズムは「8～10秒吐く→2秒休息→3秒吸う→休息」を1サイクルとし、5～6セット行います。

【ブレーシングテクニック　3～6カ月ポジション】

③6カ月ポジションでブレーシング

②と同じ要領で行いますが、②よりも足を上げる角度（股関節の屈曲角）を深くします。

このポジションで、「8～10秒吐く→2秒休息→3秒吸う→休息」のサイクルを1セットとし、5～6セット行います。

上達したら、両手で両足をつまんでブレーシングし、これまでと同じ呼吸のリズムで5～6セット行います。

④ローリング――胸郭と骨盤のねじれを抑える能力を養う

③と同じポジションになり両手を膝のお皿に置きます。

ブレーシングしてＩＡＰを上げたら、両膝と両手を押し合うようにして腹筋群を活性化させます。

視線を左右どちらかに固定し、ブレーシングしたまま視線の方向に転がります。

はじめは20度くらい傾斜する程度でかまいません。慣れてきたら45度くらいまで傾斜して、スタートポジションに戻ります。

ポイントは、ブレーシングして腹部を固め、胸郭と骨盤が一体になることを感じながらローリングすることです。

ＩＡＰが低いと胸郭と骨盤の中心がずれてしまい、上半身と下半身にねじれが生じます。

身体の中心が天井を向いたときに息を吐き、転がる直前に鼻で息を吸って腹圧を高めておきます。左右のローリングで10往復します。

【ねじれをブレーシングで抑える】

⑤マーチング――脚の動きをIAPで制御する能力を養う

仰向けに寝て、ブレーシングしたまま両足を浮かします。②と同じ要領で手を広げて脇腹に置き、腹の張り出しをチェックしながら、片足ずつゆっくりと床に下ろしていきます。かかとが床についたら元の位置に戻し、今度は反対の足を床に下ろします（このように足を上げ下げすることをマーチングと呼びます）。動作中は膝の角度を固定し、自然な呼吸を維持できるように意識しましょう。

左右合わせて12～16回行います。

上手にできるようになったら、両足を同時にゆっくりと上げ下げします。ポイントは、動作中に腰が浮かないように、膝を固定して股関節のみを動かすことです。この運動を10～12回行います。

【ブレーシングして下肢の運動】

⑥着座姿勢でブレーシングしたままマーチング

立腰して椅子に腰掛けたら、両手を脇腹に置いてブレーシングします。お腹の張りを維持したまま、足を交互に10㎝ほど上げ下げします。最適な姿勢をキープしながら、この動作を20回ほど行います。

動作中にお腹の張りが緩んでしまったり、骨盤が後傾して猫背になったりしないように注意しましょう。呼吸と分けてブレーシングし続けることがポイントです。

【座ったまま行うブレーシング】

⑦実践的な動きの中でIAPを維持する

【日常でブレーシングを活かす方法】

座り姿勢

椅子に腰掛けて両手を脇腹に置きます。鼻で息を吸いながらブレーシングして腹圧を高め、ウエストを張り出します。次に口から8〜10秒かけて息を吐きます。

手で腹部の張りをチェックしながら、「8〜10秒吐く→2秒休息→3秒吸う→3秒休息」を1サイクルとして、5〜6セット行います。

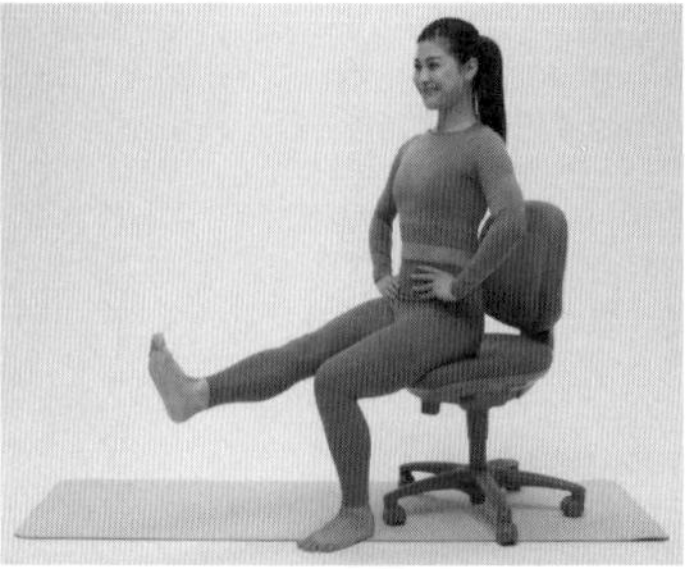

3-15　日常の座り姿勢の中でのブレーシングエクササイズ

直立座位でIAPをキープできるようになったら、次にブレーシングしたまま片足を交互に持ち上げるエクササイズに移行します。IAPを上げた状態で片足を床から5㎝ほど浮かせて、5秒間キープします。これを左右交互に10

〜16回行います。

立ち姿勢

立位でも着座と同じ要領で行います。慣れてきたら、歩行中もお腹に手を当てて、脇腹の張り出しをチェックします（左右で張りの強さが異なる場合もある）。

しゃがみ動作

しゃがんだりかがんだりする直前に、ブレーシングしてＩＡＰを高めます。動作中は息を止めておき、下腹と脇腹に触れてお腹の張りが維持できているかチェックします。深くしゃがんだり、深くかがんだりした状態で脇腹や下腹を触り、ウエスト全体の張りが維持できているか確認しましょう。

腰痛予防のためにも、重たい物を持ち上げるときは事前にブレーシングしておくことが大事です。

また、ウエイトトレーニングや激しい運動中は、息切れしてＩＡＰが低下しやすくなりますので、時々下腹や脇腹に触れて、ウエストの張りをチェックする習慣をつけましょう。

第4章

身体のゆがみが整う「歩き型」

歩けているつもり

ヒトは物心がつく前から歩き始めるため、歩行という動作について深く考えたり見直したりすることはありません。ですから、身につけた歩き型に問題があったとしても、そのままで一生過ごしてしまう人がほとんどです。

「普通に歩けているんだからかまわないだろう」という人もいますが、歩行のスキルは奥が深いうえに、年をとるにつれて身体の状態も変化していきます。だから、何もしなければ徐々にフォームが崩れてしまうのです。

一般人の歩き型を評価すると、だいたい50～60点といったところですが、中年以降は身体が硬くなって癖が強化されるので、さらに点数が下がります。

アスリートでもきちんと歩けている人は少なく、それが原因でスランプやパフォーマンスが上がらない人が大勢いるのです。

一般人もアスリートも関係なく、何年、何十年も非効率な歩き型をしていたら、いつか身体に不具合が生じても不思議ではありません。

歩くフォームが悪いとスピードが遅くなるわけですが、どうやら歩く速さと寿命には関連性があるようです。

英国の国立健康研究所（ＮＩＨＲ）、レスター大学、ラフバラ大学からの研究報告によると、歩行速度が遅い人は、歩行速度が速い人よりも寿命が短いという結果が出たそうです。

英国のバイオバンクに登録した約47万４９１９人のデータを用いて、平均寿命を推定したところ、歩行速度が速い男性の推定寿命は85・２〜86・８歳、女性は86・７〜87・８歳でした（歩行速度の平均２・９〜３・６㎞／ｈ）。

一方、歩く速度が平均よりも遅い男性の推定寿命は64・８歳、女性が72・４歳でした。

また、歩くのが遅い人は速い人に比べて、喫煙や心疾患に関する死亡リスクが２倍になっています。さらには、脳の総面積が小さくて大脳皮質も薄く、白質病変の発症率が高いこともわかっています。白質病変は、脳の毛細血管の血流が悪くなることで生じるのですが、脳卒中や認知症の引き金にもなるといわれています。

歩くことは運動の基本です。最適なフォームで速く歩けば様々なメリットを享受することができます。一例として、腸内環境が改善されて便秘をしにくくなり、大腸がんのリスクが軽減されるといったことが挙げられます。他にも糖尿病、循環器障害、認知障害などのリスクも抑えられます。

さらには、第1章でとりあげたフォワードヘッドポスチャー（ＦＨＰ）を改善し、頸肩部の凝りや膝関節・股関節のトラブルを防ぐのにも大変役立つのです（すでに痛めている人にも効果があります）。

とりわけ慢性腰痛の改善には、歩き型を見直すことが必須といえます。

本章では、和式と洋式の歩き型の違いを明確にし、理想的な歩行フォームを身につけて頂くためのコツを紹介していきます。

歩き型を見直すことによって、新しい発見や気付きがたくさんあるはずです。

なぜ歩き型が大事なのか

人相に人柄が表れるように、歩相（＝歩き型）にも年齢、性別、性格、体調、モチベーション、ステータスなど、様々な要素が表出されます。

颯爽《さっそう》と歩く人は、若々しく利発な印象を与えますが、トボトボ歩く人は不健康で老けて見えます。

昨今では、疲れ切った中年のように歩く子どもや若者の姿が目立ちますが、これは当然放っておくべきではありません。歩くフォームと姿勢、歩くスピードと脳の働きは密接につながっているからです。歩き型が悪いとモチベーションだけでなく、コンディションも低下していきます。

昔から病は気からといいますが、**病は歩き型から**といっても過言ではありません。

脳と足は、立っているだけでも毎秒約１億回の頻度でセンシング（重心の変化を計測）しています。そして、歩くスピードが増すほどセンシングの頻度が増加し、脳の働きも活発になるのです。

歩き型を改善して歩速が上がると、**幸福感を高める脳由来神経栄養因子と記憶を司る海馬前部の面積が増加する**といわれています。試しに、普段よりも２割くらいスピーディーに歩くと、勝手に目が大きく開いて集中力がグッと増すのがわかるはずです。

椅子に座ったまま考えるよりも、歩きながら考える方がアイデアが湧くのは、こういう理屈です。

普段意識しない歩き型ですが、何歳からでも改善することができます。効率的な歩き型を身につければ、たった5％くらいの筋力で、テクテクと歩けるようになるのです。

足元がフラフラしているシニアでも、機能的な歩き型のコツを教えた後は、別人のように力強く歩き出すこともあります。

身体に多少の疲労や違和感があっても、歩き型を意識しながらスピーディーに歩いていれば、心身のコンディションが上向きになっていくのは間違いありません。人は速く歩くほどエネルギーが充填《じゅうてん》される生き物なのだと、私は思っています。

落ち込んでいるときやモヤモヤしているときこそ、目の前を歩いている人たちを全員抜き去る気持ちで、力強く歩いてみてはいかがでしょうか。

日本人の歩き型は格好悪いのか？

近年、日本人の体型が欧米化して平均身長が高くなり、小顔で手脚が長くなっています。大昔の日本人の写真と現代人を比較すると、スタイルの違いが一目瞭然です。

ファッションも洗練されて世界中から注目されるレベルになりましたが、肝心の姿勢と歩き型は昔からほぼ変わっていないか、むしろ劣化しています。

男女共に巻き肩の人が多く、前のめりで膝を曲げて歩いています。お洒落なヒールを履いて、鳥みたいな歩き型をしている女性たちを見るたびに、「きちんとした歩き型を学べば印象が劇的に良くなるのに」と残念に思います。

今日まで「日本人の歩き型は格好悪い」と海外から酷評され続けてきましたが、私たちは未《いま》だにこの課題を克服できていません。

格好悪いといわれるのは、普段着が和装から洋服に変わったのに、姿勢と歩き型は和装のままだからです。それに加えて、謙虚で控えめな国民性もちんまりとした歩き型に反映されています。

能や日本舞踊、茶道の立ち居振る舞いを観察すると、日本人の身のこなしや歩き型のルーツが、ここにあるのだと気付かされます。

日本画や浮世絵に描かれている人物たちも、全員前かがみで膝を曲げて歩いています。その姿を現代人に重ね合わせると、ほぼ同じフォームであることがわかります。

もし描かれている人物の衣装をスーツやワンピース、ヒール、ローファーに替えたら、強烈な違和感が生じるはずです。しかしながら、現実世界ではそれが起きているのです。

「そんな昔のことが、今でも影響しているの？」「現代人は足袋《たび》やわらじをはいていないのに」という人もいますが、千年近く継承されてきた身体文化と所作は、そう簡単に上書きされるものではないのです。

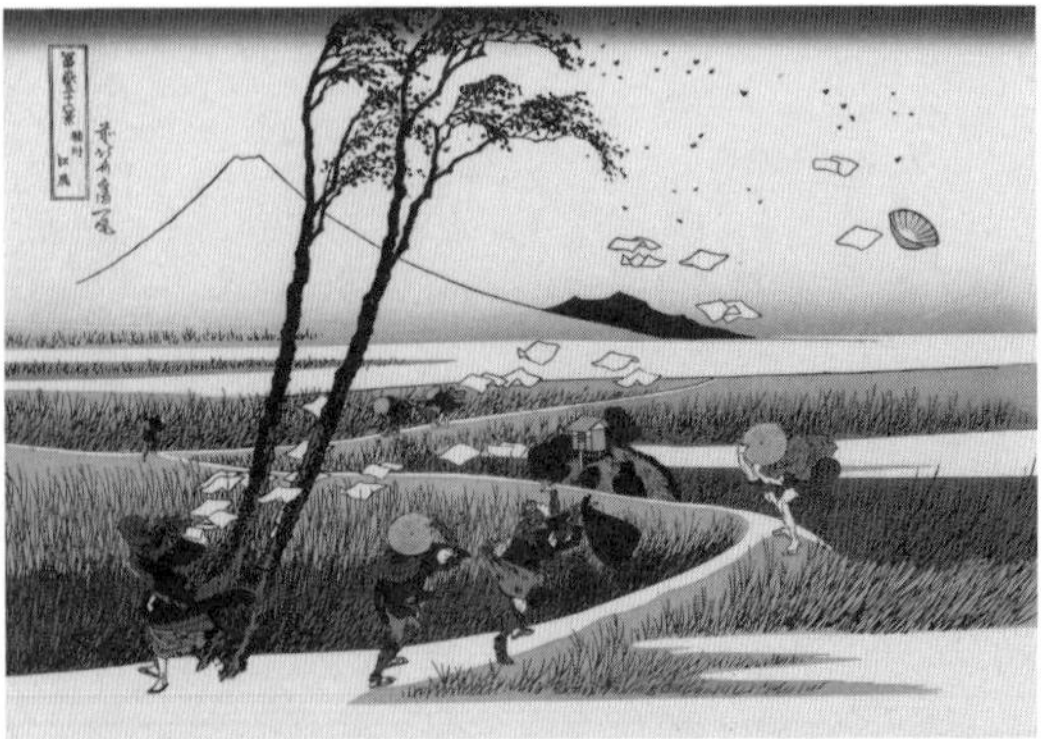

4-1　膝を曲げて歩く日本人1（『冨嶽三十六景』より駿州江尻）

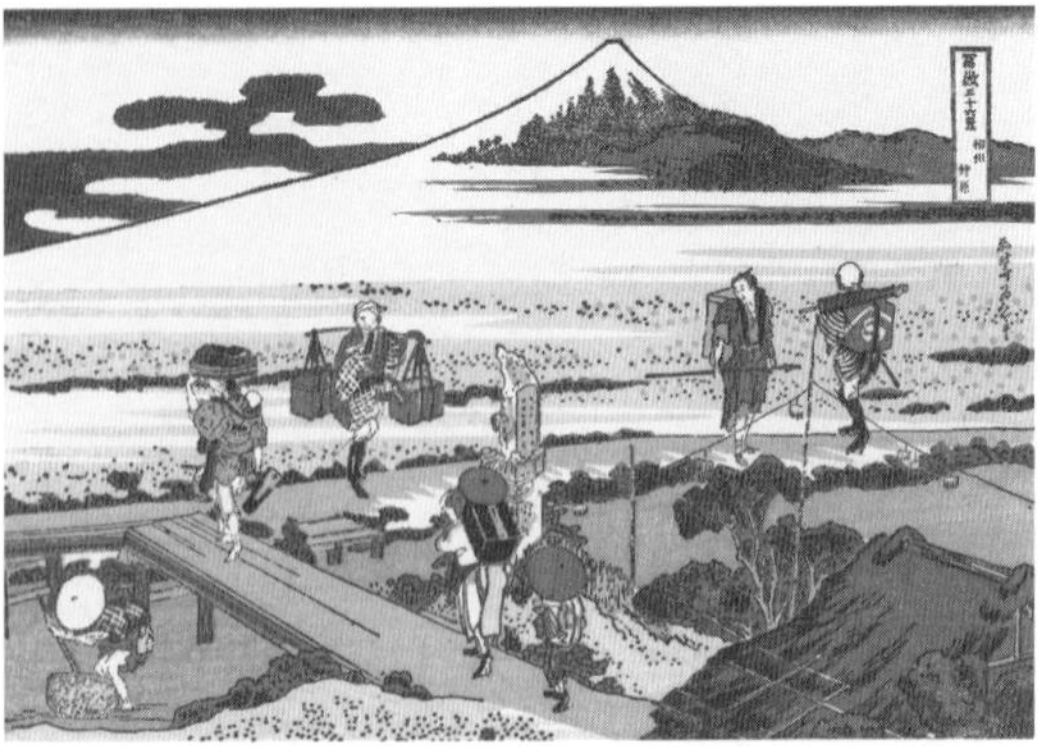

4-2　膝を曲げて歩く日本人2（『冨嶽三十六景』より相州仲原）

和式と洋式の歩き型の違い

日本人の歩き型の特徴は、**前かがみで腕を振らずに膝を曲げて歩く**ことです。

洋式の歩き型は、日本人のそれとは正反対といえます。

欧米の社会では体格が重視されるので、少しでも身長を高く見せてボディーラインを強調するために、背筋を伸ばして胸を張ります。歩くときもその姿勢をキープするから、どんな服を着ても映えるわけです。

姿勢が良いと腕と脚の振り幅が大きくなり、自然とかかとで接地するようになります。だから、欧米人が靴を履いて歩くとコツーン、カツーンという乾いた音が響きわたるのです。

日本人は前かがみの姿勢がスタンダードなので、歩行を頭上から観察すると頭部が足よりも前にあります。歩幅が小さいので、上半身と下半身のねじれもありません。

これに対して、欧米人は頭部よりも前に足があります。そして、上肢と下肢の振り幅が大きいため、上半身と下半身にねじれが生じます。ねじれた状態から回復しようとする力が歩行の推進力に置き換わるのです。

このように、和式の歩き型と洋式の歩き型の差異は文化や風習、服装などの違いからきて

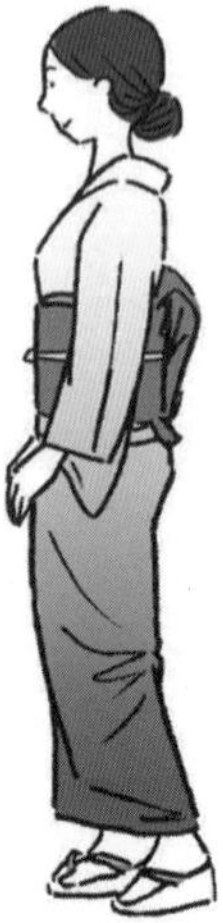

4-3　和装の歩き型（横）。小股ですり足。手が身体の前にある

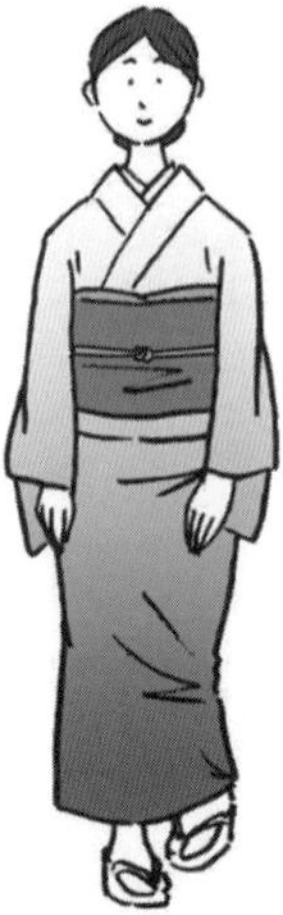

4-4　和装の歩き型（正面）。内股で手の甲が見えている

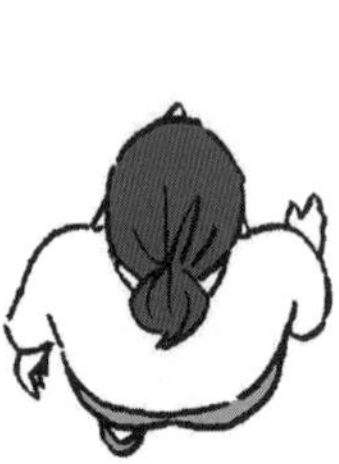

4-5　日本人の歩き型を真上から見た図。上体が前傾し、足よりも前に頭部がある

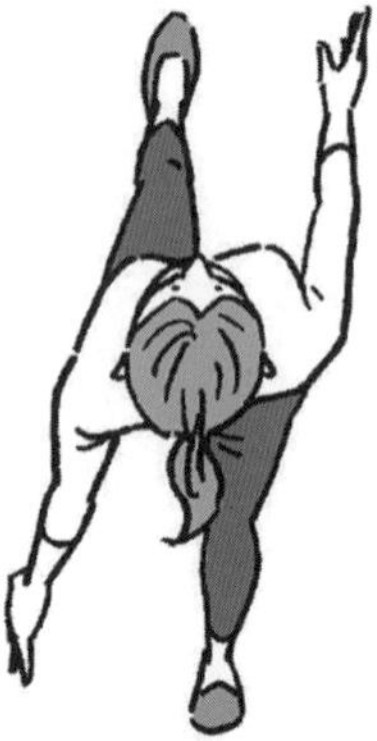

4-6　欧米人の歩き型を真上から見た図。上体が垂直で、歩幅が大きいため両足が見えている

	「和式」		「洋式」
1	上体が前傾（前方軸）	⇨	上体が真っすぐ（後方軸）
2	腕を振らない	⇨	腕を振る
3	前足部が擦れる	⇨	かかとから接地
4	身体をねじらない	⇨	上半身と下半身がねじれる
5	後ろ足がすぐに離れる	⇨	後ろ足を残す
6	両脚の膝が曲がっている	⇨	両膝が伸びている
7	つま先が内側を向きやすい	⇨	つま先が外を向いている
8	足の運びが直線的	⇨	足の運びがクロスする
9	重心が上下移動しない	⇨	重心が上下移動する
10	視線が斜め下を向いている	⇨	視線が正面を向いている

「和式」と「洋式」の歩き型の比較

います。どちらが優れているという話ではないのですが、あくまで和式の歩き型は着物用なので、普段着が洋服の人は、洋式の歩き型で暮らす方が良いと私は考えています。

歩き型をアップデートするときに意外な障壁となるのが、日本人の控えめな性質です。偉そうにしていると思われたくないという潜在的な意識が邪魔をして、背筋を伸ばしてエレガントに歩くことを拒むのです。

そしてもうひとつ邪魔をしているのが靴との相性です。

戦後より日本人のライフスタイルは大きな変貌を遂げ、海外から物や道具が大量に流入してきました。日本人はアレンジするのが得意な民族なのですが、それでも未だ完全に馴染めていないのが靴と椅子です。

かかとから接地することを考慮して設計された洋靴は、ヒールが高く頑丈に作られています。けれども、つま先重心で立ち歩いてきた日本人にとって、ヒールは必要のないものでした。

今さらという感もありますが、洋式の歩き型をきちんと学んで落とし込まなければ、靴の特徴を活かして歩くことができないのです。靴の形状に合わない歩き型をしていると、靴だけでなく足や膝の寿命を縮めてしまうことにもなります。

【最適な歩き型／最適な歩き型スローモーション】

歩き型のコツ①膝を伸ばして歩く

洋式の歩き型を習得するのに最も大事なことは、膝を伸ばして歩くことです。

運動学習においては、動作のイメージを明確にしてから取り組むことが大切なのですが、

私は歩き型のイメージを示すときに、ビートルズの『アビイ・ロード』のアルバムジャケッ

トを見せています。

あのアルバムのジャケットには、歩き型の手本が示されているからです。メンバー全員が両肘と両膝を伸ばし、前足のつま先を上げてかかとで接地し、後ろ足のつま先で地面を蹴っている様子が一目でわかります。

膝を完全に伸ばして歩くことのメリットはいくつもありますが、太ももの筋肉にかかる負担を大幅に軽減できることがそのひとつといえます。股関節が脚のコンパスの軸となるため、歩幅が大きくなって大臀筋《だいでんきん》やハムストリングスが働きます。

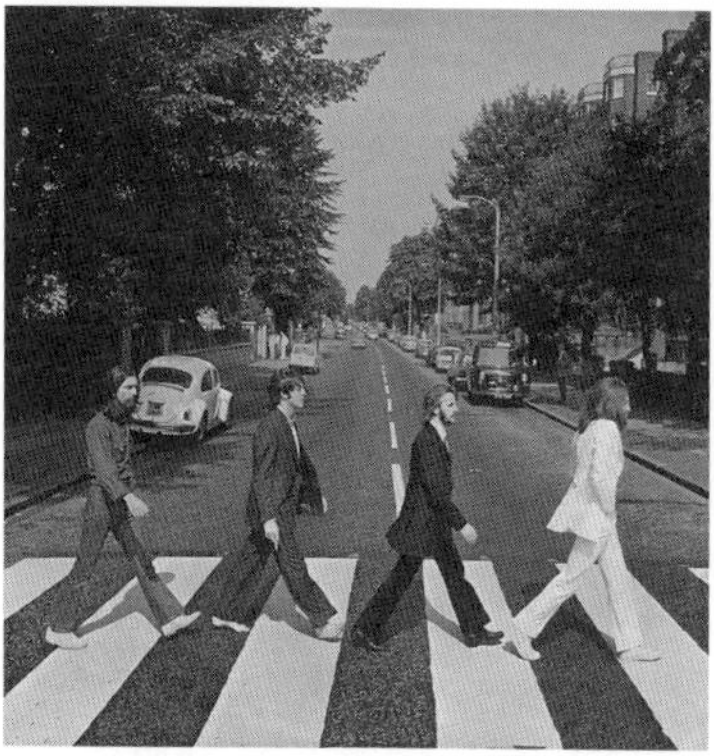

4-7『アビイ・ロード』のジャケット。全員の膝が伸びていて、かかとから接地している

これにより大きな推進力を得られるだけでなく、ヒップアップの効果も期待できます。

また、頭部（重心）の上下幅が最小限に抑えられることも、身体全体への負担を軽減することにつながります。

なにより、そうやって歩くことで見た目が若返り、周囲に与える印象がプラスに作用するのです。

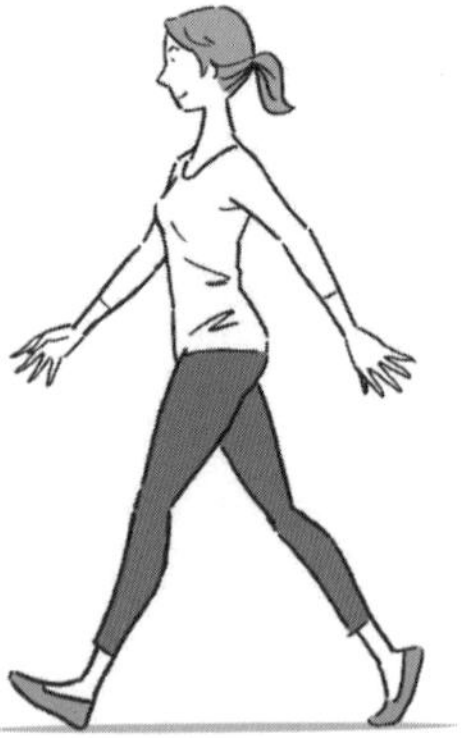

4-8　西洋式の歩き型。前足はつま先を上げてかかとで接地。後ろ足はつま先で地面を押している。腕と脚の振り幅が等しく、指先を開いている

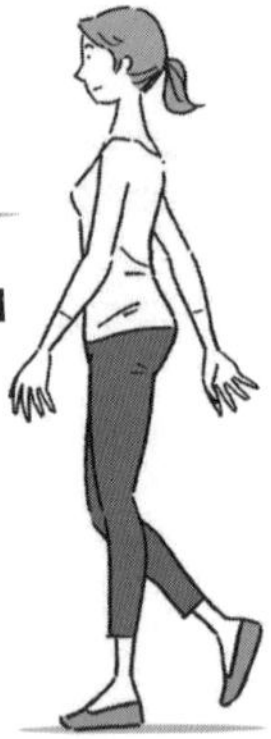

4-9　支えている脚の膝が伸びているので重心が下がらない。足部の真上に頭部が位置している

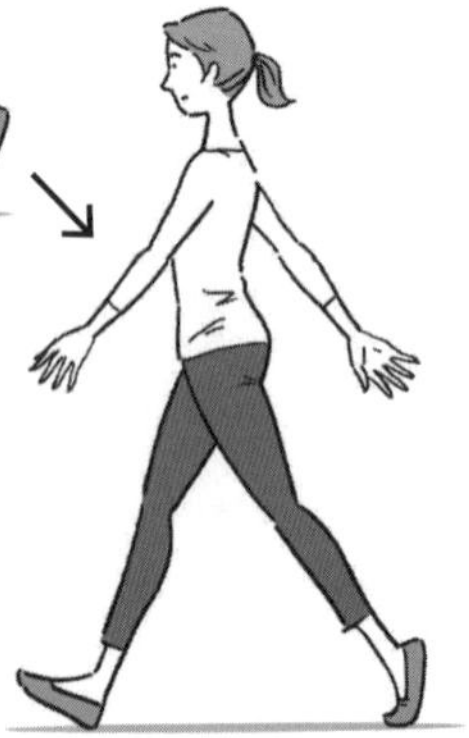

4-10　両肘と両膝を伸ばし、前足のつま先を上げてかかとで接地し、後ろ足のつま先で地面を蹴って歩く

【西洋式の歩き型】

一方、和式の歩き型は、上体が前傾して出っ尻になるため、股関節がロックされて動きが制限されます。この姿勢だと腰部の緊張が高くなり、脳が防衛的に膝を曲げて腰部の負担を軽減するためにすり足になります。

さらに、前傾姿勢になると肩甲骨のポジションが悪くなり、腕の振りが小さくなってしまうのです。

また、すり足は膝を軸にして歩くので、太もも前（大腿《だいたい》四《し》頭筋《とうきん》）とふくらはぎの筋肉が酷使されます。その結果、太ももとふくらはぎの筋肉が発達して太くなり、膝関節のトラブルも生じやすくなります。

日本人女性に、ダイエットしても脚が細くならないと悩む人が多いのは、つま先に荷重して立つ癖と膝を曲げて歩いていることが原因と考えられます。解消するには77ページの腸腰筋のストレッチ、81ページの太もものストレッチが有効です。

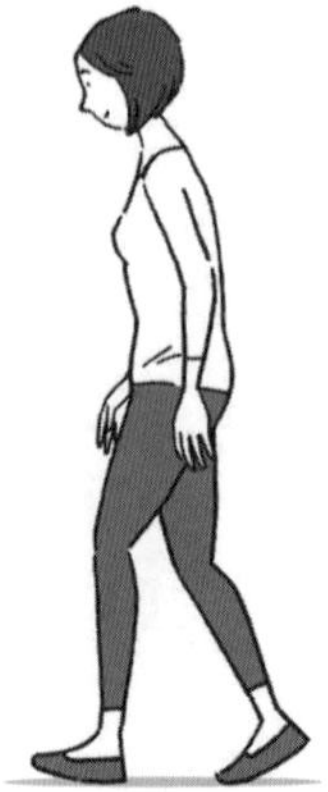

4-11　日本人的な歩き型。猫背で前脚の膝が曲がっているため重心が下がり、膝と太ももへの負担が増大。すり足なので足部のロッカーファンクション（後述）が使えない

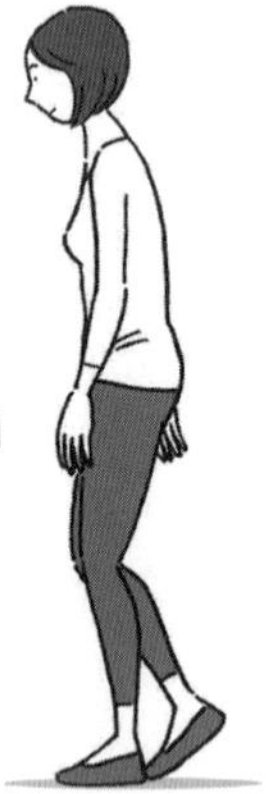

4-12　歩幅が小さく、足の指にかかるストレスが大きい

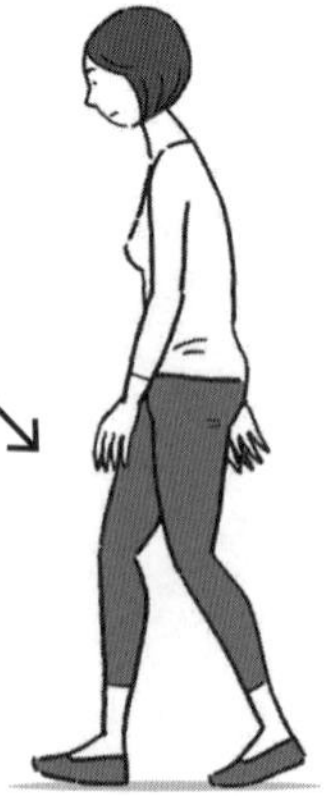

4-13　上体が前傾して出っ尻になるため、股関節がロックされて動きが制限される。腰部の緊張が高くなり、脳が防衛的に膝を曲げて腰部の負担を軽減するためすり足になる

【日本人的な歩き型】

歩き型のコツ②かかと接地の利点

かかとの骨は、26個ある足の骨の中でダントツにサイズが大きく、とても頑丈でユニークな形状をしています。特徴としてかかとの一片が丸くなっています。

前足のつま先を返してかかとをつくと、その丸くなっている部分から接地することになります。そうすると、ロッキングチェアのようにかかとが転がり、歩行の推進力をサポートするのです（この足部の機構をロッカーファンクションといいます）。かかとで生じる力は馬鹿にならず、利用しない手はありません。

かかとを上手に使うコツは、つま先を返して優しく接地することです。

ゴリラも二足で歩くことができますが、かかとの形状が平坦であるため、ヒトのように足底の機能を活かしてなめらかに歩くことはできません。ちなみにゴリラも前傾姿勢で膝を曲げて歩きます。その姿はどこか日本人の歩き方に似通っているように見えますね。

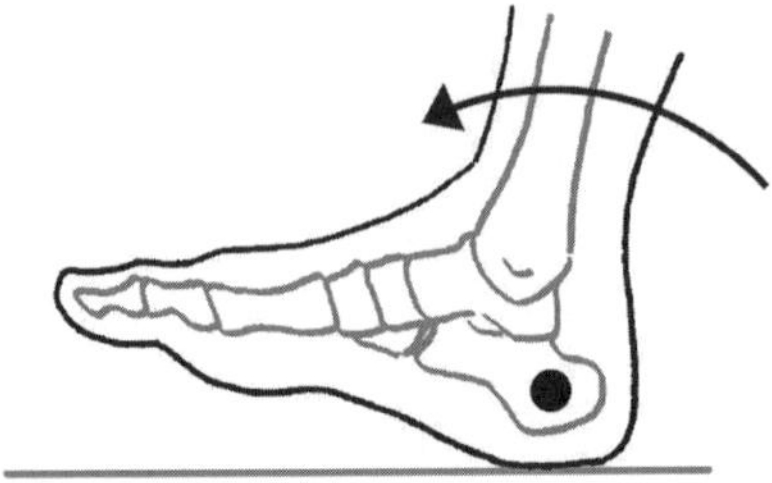

4-14　前足のつま先を返してかかとをつく

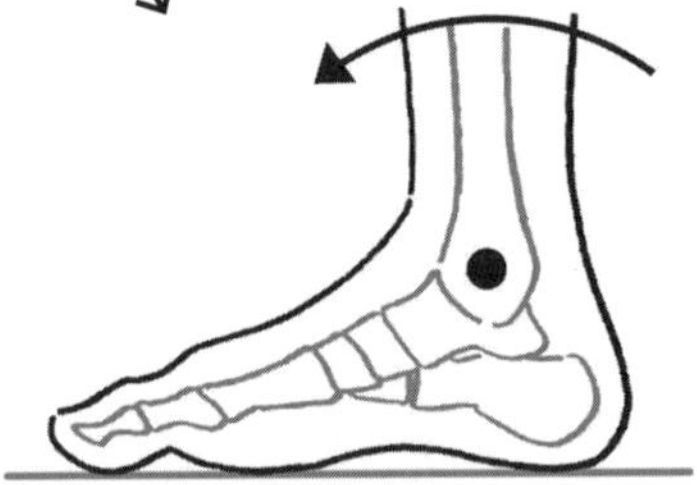

4-15　ロッキングチェアのようにかかとが転がり、歩行の推進力をサポート

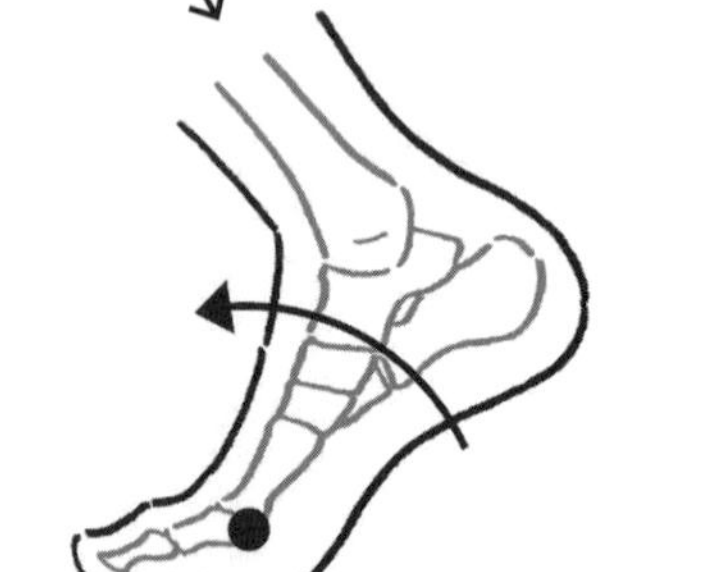

4-16　つま先で床を押す

【かかと接地のメリット】

歩き型のコツ③かかとを引き上げる

典型的な日本人の歩行は、後ろ足が地面から離れるタイミングが早すぎるため、歩幅が小さくて十分な推進力が得られません。

歩き型を最適化するには、後ろ足を地面から離すタイミングを遅らせるのがポイントです。 こうすることで、後ろ足の親指で地面を蹴り出すことができ、反対の脚をより遠くに振り出せるようになるのです。

動画でも解説していますが、後ろ足の親指で地面を蹴ったら、**かかとをお尻に近づけるように膝を畳みます。これは馬のギャロップに似ています。**

膝を深く曲げると太ももの前面の筋肉が伸張されますが、その反動によって膝を伸ばしやすくなります。また、膝を畳むことによりモーメントアーム（＝てこ）が短くなるので、股関節や腰部への物理的な負担が減ります。

前足が地面に接地するときに、**つま先が下がっていると、かかとの尖《とが》った部分から地面に接地することになるのですが、このような歩き型だと接触する部分が炎症を起こし、足底腱《そくていけん》膜炎《まくえん》を患うリスクが高くなります。**

通常、足底腱膜炎の治癒には半年から1年を要しますが、かかとの丸い部分から接地するように歩くことを心がけ、帰宅後に20分間アイシング（冷却）していると、確実に痛みが軽減し機能が回復していきます。

かかとから接地するように意識して歩いていると、ＦＨＰの改善にも大変役立ちます。歩き型を矯正することによって同時に姿勢も改善されるのですから、まさに一石二鳥です。

また、歩行機能が低下しているシニアや股関節・膝に問題を抱えている方でも、この歩き型を習得すれば、今までよりもずっと快適に歩けるようになります。

着実に歩き型をアップデートするには、外出時だけでなくオフィスや自宅で移動するときも、歩き型を意識することが大切です。

歩き型のコツ④腕の振り

日本人の多くは、ほとんど腕を振らずに歩いていますが、それでは歩行バランスが悪くなり歩速が落ちてしまいます。これまで診てきた患者さんたちも、腕を振らずにトボトボと歩いていました。

歩き型のコツ①~③を実践すると、脚のコンパス（＝歩幅）が大きくなり、骨盤が回旋します。ですから、腕を振って下半身の回旋を相殺《そうさい》しないと、歩行フォームが不安定になってしまうのです。

歩行の効率を上げるには、まず肩甲骨の位置をリセットし、両肩を少し引いた状態で腕を振ることが大事です。肩甲骨から腕を振るように意識すると、体幹に力が伝わりやすくなって下肢との連動性が向上します。

もうひとつ、**肘を固定して腕を振る**ことも大事なポイントです。いくら腕を振っても肘から先がブラブラしていると、上肢から下肢に力を伝達できないからです。

前の腕は握手するように伸ばし、後ろの腕はバトンを受け取るようなイメージで伸ばしましょう。腕を前に振ることに意識が偏りがちですが、実は腕を後方に伸ばすことも等しく大事なのです。

また、多くの現代人は手指を丸めた状態で歩いているのですが、手指が曲がると肘と肩も丸まり猫背になってしまいます。腕を振るときに**両手の親指と小指を少し開くように意識し**ます。指を広げることによって、**指先から頭部―体幹につながる筋膜のネットワークが働き、より頭部と体幹が安定する**のです。

一段階レベルを上げるために、腕の振りに合わせて上体＝胸郭を回旋させると、頚肩部のよけいな緊張が解けて肩凝りや腰痛が緩和されます。

もともと日本人は体幹を固めて歩く民族なので、大袈裟《おおげさ》だと思うくらい上半身を回旋させるとちょうど良い塩梅《あんばい》になります。

【最適な腕の振り方】

はじめのうちは手足が揃ってしまうこともありますが、鏡やスマホでチェックしながら取り組んでいれば、歩行フォームがアップデートされていきます。

荷物で片手がふさがっているときは、空いている方の腕をしっかり振るようにしましょう。時々、荷物を持つ手を替えることも必要です。

第5章　知らなきゃ損する「しゃがみ型」と「かがみ型」

「しゃがむ」と「かがむ」

皆さんは、「しゃがむ」と「かがむ」の違いをご存じでしょうか。ふたつの動作は似ているようで大きく異なります。

しゃがむ動作では膝と股関節を折り畳み、頭部が上下に移動します。エンドポジション（動作の終わり）は、脛と上半身が平行になります。

これに対してかがむ動作は、股関節を最大限に畳んでお尻を突き出し、上体を深く前傾させます。頭部は前後に移動します。

それぞれの正しい型を身につけて、状況に合わせて適切に使い分けられるようになれば、膝痛や腰痛を患うリスクが大幅に減ります。

【「しゃがむ」と「かがむ」の違い】

このふたつの型の違いを知っている人はごくわずかです。大多数の人は、どちらの型も習得しておらず、型崩れというよりも型なしの状態で生活しています。

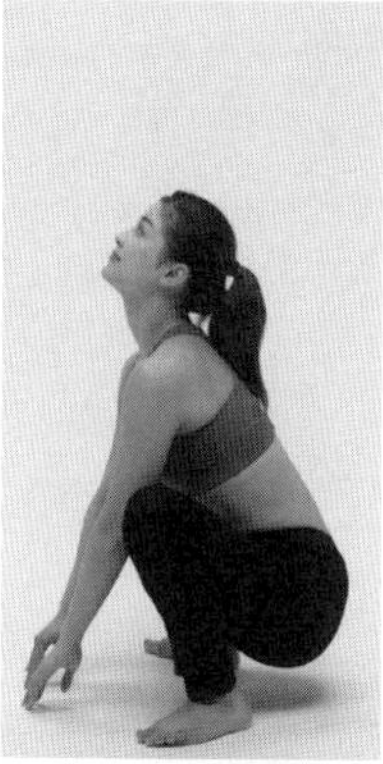

5-1　しゃがむ動作。股関節をヒンジすることで自然と膝が曲がる。エンドポジションは体幹と脛が平行になる

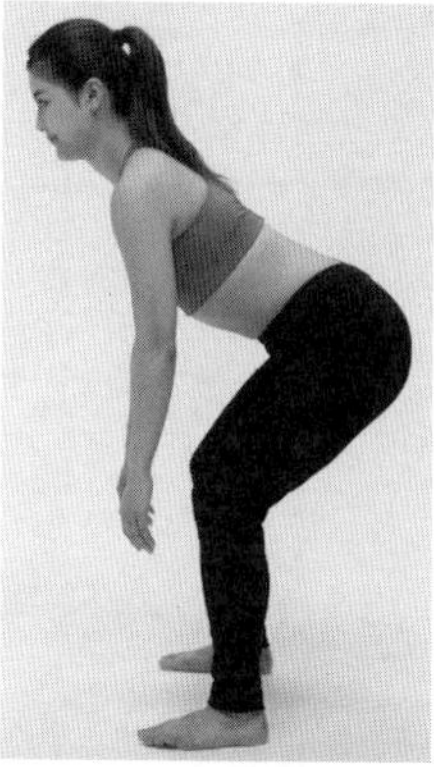

5-2　かがむ動作。股関節を最大限に畳んでお尻を突き出し、上体を深く前傾させる。頭部は前後に移動

きちんとした型を持っていないと、物を持ち上げたり、中腰で作業したりする際に、過大な負荷が膝や腰の一部に集中します。

間違った型でも数十回なら身体は壊れませんが、生涯で何千回、何万回と繰り返されると、靭帯や椎間板、半月板などの組織が不可逆的な変形を起こして、トラブルの原因となります。

ほとんどの人が型なしで生活しているとすれば、誰もが膝痛や腰痛症の予備軍に属しているといえるでしょう。

かがみ型は成長の過程で習得していくものですが、しゃがみ型はすべての人が生後1年くらいで自然と身につけます。

赤ちゃんの本格的な運動学習は、月齢3カ月くらいから始まります。膨大な回数の失敗を重ねながら身体の使い型を学習していき、月齢10カ月頃には股関節を巧みに使ってしゃがんだり、つかまり立ちしたりするようになります。性別や人種に関係なく、赤ちゃんが独学で最適なしゃがみ型や座り型を習得できるのは、生来脳にインプットされている発育発達プログラムのお陰です。

まだ神経系と筋系のシステムは脆弱ですが、床に座っている姿勢としゃがみ型に関しては大人にとってもお手本といえます。

けれども大多数の人は、大人になると深くしゃがむ機会がなくなるので、せっかく身につけた型が崩れていきます。出っ尻でしゃがむ代わりに、腰を丸めたり膝を突き出したりする代償のフォームになってしまうのです。

脳には使わない機能を消去して、頻繁に使う機能を強化するという習性があるので、どんな動作でもやらなければ下手になっていきます。

崩れたしゃがみ型では、スムーズにしゃがんだり重量物を安全に持ち上げたりすることができず、無理にやると腰を痛めたりギックリ腰になったりします。

生涯維持されるべきしゃがみ型

昔の日本人は、誰でも当たり前にしゃがむことができました。しかし、暮らしが近代化するにつれて、俗にいう「うんこ座り」や「ヤンキー座り」ができる大人が減っていきました。

しゃがむのが得意だった日本人が、いつしかしゃがめなくなってしまったのは、和式便器がなくなったことや、ライフスタイルの欧米化が影響していると考えられています。

しゃがむ動作は、ヒトの**基本動作**（**プライマリームーブメント**）のひとつであり、生涯維持されるべき重要な機能です。この機能が失われると腰や膝を痛めるリスクが高くなるからです。

ですから、エクササイズを1種目だけやり続けるとしたら、私は迷わず**スクワットを推奨**します。

繰り返しのようになりますが、膝痛や腰痛を気にすることなく良好なコンディションで過ごすためには、子ども時代に無意識でやっていたしゃがみ型を再学習することが肝要です。そして、安全で効率的なかがみ型を身につけることが不可欠といえます。

私自身、重度の椎間板ヘルニアによる坐骨神経痛を患っていたのですが、かがみ型としゃがみ型を完璧に実践するように心がけてからは、腰痛が再発していません。

本章でご紹介するのは、腰痛予防と改善の手引きになります。日本から腰痛をなくすために、一人でも多くの人に身につけて頂くことを祈念しています。

ヒップヒンジができれば多くの問題は解決する

長い歴史の中で、日本人はあまり股関節を使わずに、膝を軸にして動いてきました。正座するときやしゃがむときは、両膝を畳んで前に突き出し、かがむときには、膝を伸ばしたまま背中を大きく丸めるか、膝と背中を同時に丸めます。

股関節をほとんど使わない代わりに、膝をよく使って動くのが日本人の特徴といえます。床生活で和服を着ている時代には、このような膝を中心とした身体の使い型で良かったのですが、家具も服装も欧米化した現代社会においては、股関節を上手に使う動き型を習得することが賢明です。

なぜなら、ほとんどの物がそのように作られており、また人体の構造も股関節を軸にして動くように設計されているからです。身体の使い型と物がミスマッチを起こすと、様々な不都合が生じて、ダメージを蓄積させることになってしまいます。

しゃがみ型とかがみ型を習得するときにキーポイントになるのが、第２章で紹介したヒップヒンジと呼ばれるテクニックです。

どんな些細《ささい》な動作であれ、ヒップヒンジしていれば、高齢になっても股関節痛、膝痛、腰痛の発症リスクを低減できます。

ヒップヒンジの究極のお手本は、アフリカの人々です。

彼らは股関節を軸にして、身体をジャックナイフのように折り畳んでかがんだり、しゃがんだりすることができます。踊るときも運動するときも、幼い頃からずっとヒップヒンジし続けているので、腰痛になる人が極めて少なく、お年寄りでも腰が丸まっている人が少ないのです。

アフリカに腰痛はないといわれる所以《ゆえん》は、人々の身体の使い型が理に適《かな》っているためでしょう。画像は西アフリカの人のかがんでの作業と、日本人の田植えの様子を比較したものですが、背中を丸める日本人と、身体の使い型が全然違うことがおわかり頂けると思います。

足腰に負担がかかる長時間の中腰作業でも、歌いながら余裕でこなせるのは、太ももの裏

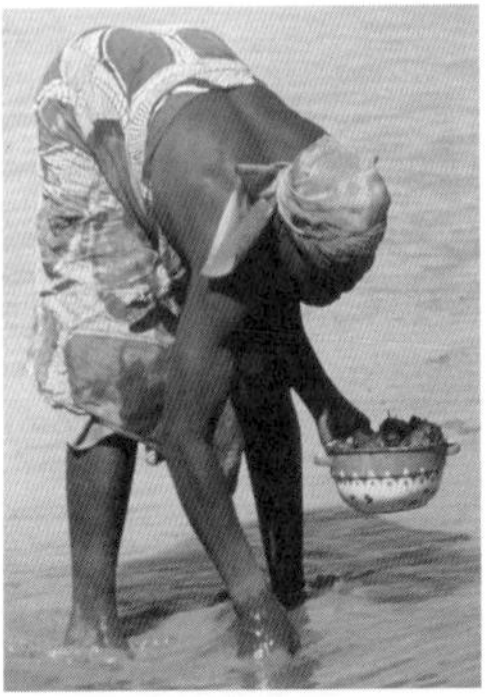

5-3　西アフリカの人々はヒップヒンジして腰が反っている

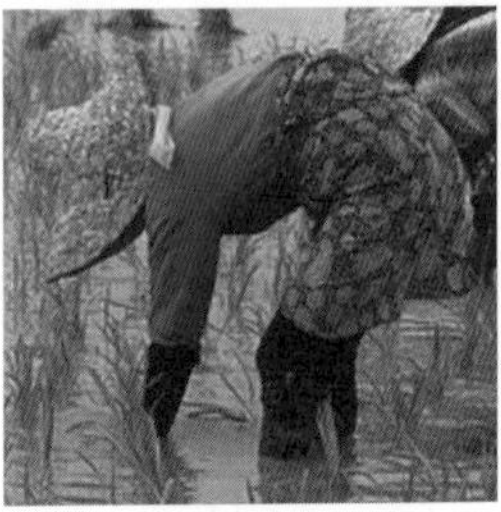

5-4　日本人の田植え作業。背中が丸まっている

にある筋肉（ハムストリングス）で、上半身の重さを支えているからです。

日本人のように背中を丸めてかがんでいると、背腰部の筋肉が硬くなって循環障害を起こして痛み出します。おそらくアフリカの人々でも、日本人と同じ体勢で作業をしていたら、腰痛を訴える人が増えることでしょう。もともとの身体能力の差が影響しているわけではないのです。

股関節を使うのが下手な私たちですが、子どもの頃は誰もがやっていた動作なので、脳にはその運動プログラムが記憶されています。ですから、日頃からヒップヒンジするように心がけていれば、誰でも必ずできるようになるはずです。

ヒップヒンジを身につける

ヒップヒンジは馴染みのない動作ですが、本章の冒頭でも述べた通り、乳幼児期には無意識に行っていた動作であるため、順を追って練習すれば間もなくできるようになります。

動作の前に、まず固まっている股関節周辺の組織をストレッチして、動かしやすい状態にすることが大切です。

そして、簡単な動作から始めて徐々にレベルを上げていき、型を無意識にできるようになるまで、日常的にやり続けるようにしましょう。

時々スマホで動作の撮影をしたり、鏡でチェックしたりすれば、型崩れを防ぐことができます。

ヒップヒンジを身につける①鼠径部のストレッチ

現代人は椅子に座っている時間が長いため、鼠径部が固まっている人が大勢います。この部位が固まっていると、スムーズなヒップヒンジができなくなります。

また、鼠径部には主要な神経や血管、リンパ節が密集しているのですが、周辺の筋肉が硬化してこれらの組織が圧迫されると、下肢全体の循環が阻害されることになります。

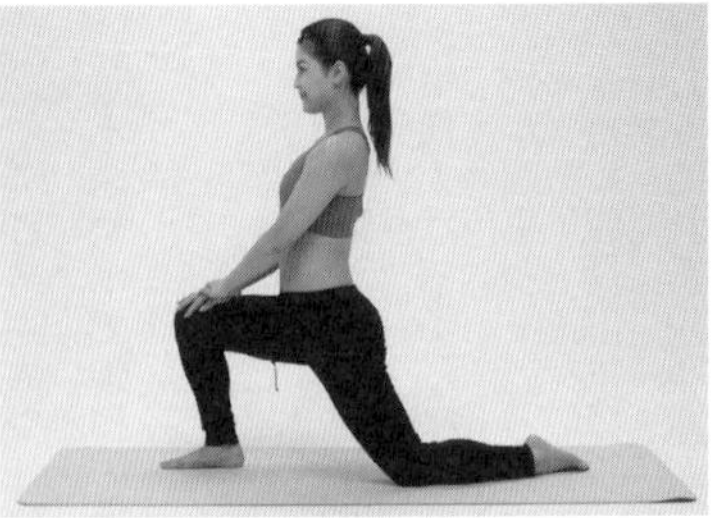

5-5　腸骨筋のストレッチ

中でも腰椎から股関節に付着している大腰筋と、腸骨から股関節に付着している腸骨筋は、デスクワークで最も硬くなりやすい筋肉です。

この大腰筋と腸骨筋を合わせて「腸腰筋」と呼びますが、腸腰筋が機能不全を起こすと、上体を真っすぐ起こせなくなり、前傾姿勢が定着してしまいます。

多くのシニアが抱える慢性的な腰痛や、腰が曲がってすり足になってしまうことの原因は、定期的な腸骨筋のストレッチによって改善することが期待できます。

椅子から立ち上がったときに腰部に張りや痛みを感じて、しばらく上体を真っすぐにできないという人や、仰向けに寝ると腰が浮いて痛むという人も、ぜひこの部位のストレッチを行って下さい。

【腸骨筋のストレッチ】

床に膝立ちになります。ストレッチする方の脚を後方に引き、足の甲を床につけます。前の脚の膝を直角にして太ももの上に両手を置き、お尻の割れ目を締めてから、骨盤を斜め下前方にスライドさせます。

鼠径部にストレッチを感じたら、そこで20秒間キープします。いったん力を抜いて、再びお尻の割れ目を締めたまま骨盤を前方にスライドさせます。

大腰筋のストレッチは、ストレッチする方の脚を後方に引いてつま先を立てます。お尻の割れ目を締めたまま、つま先で床を押しながら骨盤を前方に押し出します。ストレッチしている側の手を頭上に伸ばし、膝を立てている側に上体を側屈します。

胃のあたりから鼠径部にかけて伸ばすイメージで行って下さい。

ヒップヒンジを身につける②キャット・キャメル　スフィンクス　内転筋のストレッチ

キャット・キャメルは、骨盤と腰椎の動きをスムーズにするための運動です。

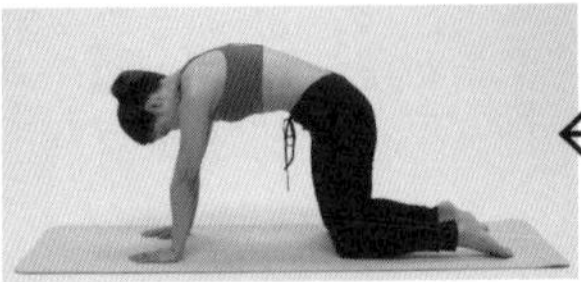

5-6　キャット・キャメル1。骨盤を後傾させて背骨を丸める

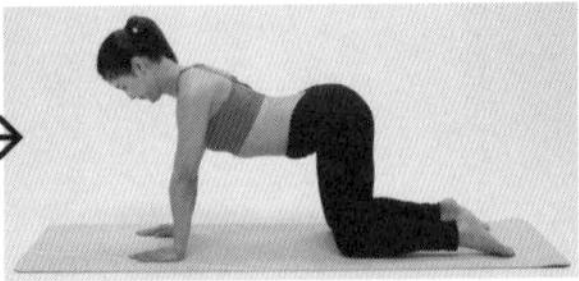

5-7　キャット・キャメル2。骨盤を前傾させて腰椎を反らせる。この動きを繰り返す

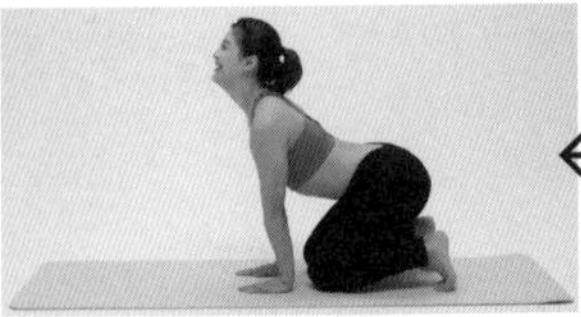

5-8　スフィンクス1。両手で床を押しながら背中を反らせる

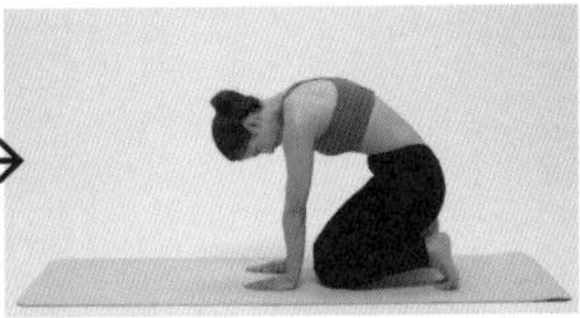

5-9　スフィンクス2。両手で床を押して背中を丸める。この動きを繰り返す

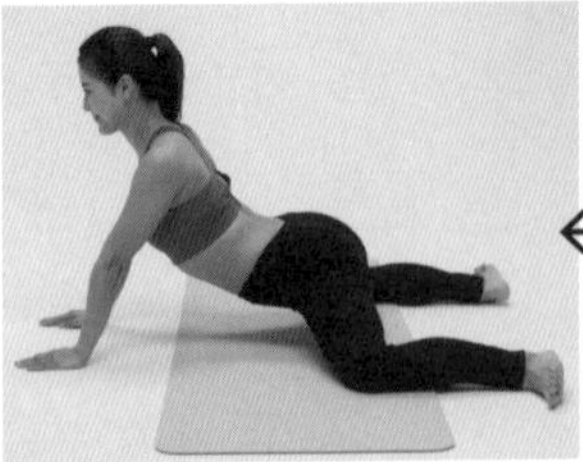

5-10　内転筋のストレッチ1。腰を反らせて膝の内側で床を軽く押しながら、骨盤を前後にシフトさせる。この動きを繰り返す

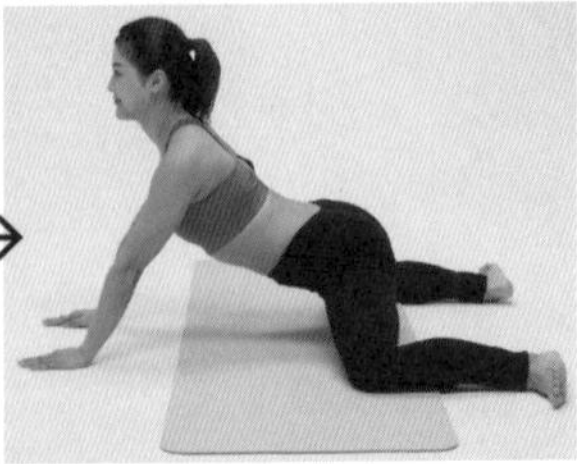

5-11　内転筋のストレッチ2。膝を置く位置を変えるとストレッチできる部位が変わる

骨盤の傾斜を微調整できるようになれば、どんな体勢でも骨盤の傾斜と腰椎のアーチを最適な位置に保持できるようになるので、ぜひ挑戦してみて下さい。

また、スフィンクスは胸椎の動きをスムーズにするための動的ストレッチです。

四つ這いになって行う内転筋のストレッチは、より体幹部に近い内腿を効果的に伸ばすことができます。

【キャット・キャメル／スフィンクス】

鏡やガラス窓の前で、身体の側面が映るようにして四つ這いになります。肩の真下に手をつき、股関節の真下に膝をつくようにします。

アゴを引いて頭部を引き上げたらブレーシングします。このとき肩がすぼまってしまわないように、しっかりと手で床を押して背中を丸めておきます。

鼻で息を吸いながらゆっくりと骨盤を前傾させて腰椎を反らせていき（キャット）、この状態で5秒間キープします（腰椎前弯《ぜんわん》）。次に、口から息を吐きながら骨盤を後傾させ、腰を丸めた状態（キャメル）を5秒間保持します（腰椎後弯《こうわん》）。

この動作を12～16回行います。

動きに慣れてきたら、椅子に骨盤を立てて座り、同じ要領で骨盤を前傾・後傾させます。さらに立位でも同じ要領で行います。最終的には、かがんだ状態でも骨盤の傾斜をコントロールできるように練習して下さい。

次にスフィンクスです。

正座したら両手を床につきます。脇を締めて両肩を下げます。床を手で押しながら息を吐き、背中を最大限に反らしたら10秒間キープします。次に、手で床を押しながら息を吸い、最大限に背中を丸めます。この動作を10回ほど繰り返します。

【内転筋のストレッチ】

四つ這いになったら股を開いて、膝の内側が床につくようにします。骨盤を前傾させて腰にアーチを作ったら、ゆっくりと身体を前後にスライドさせます。動作中は常に膝の内側で床を押しておくことが大切です。強く押すほどストレッチの強度が上がります。

膝をつく位置を変えると、ストレッチされる部位も変わります。

ヒップヒンジを身につける③ロックバック

ロックバックは、四つ這いで股関節をヒンジする（畳む）感覚を養うためのエクササイズです。正しいスクワットの型を覚えるのにも大変有効です。

【ロックバック】

キャット・キャメルと同じように、鏡の前で四つ這いの体勢になります。骨盤を前傾させて腰椎を緩やかに反らせたら、鼻から息を吸ってブレーシングします。

次に腰椎のアーチを維持したまま、お尻をかかとに近づけていきます。そこからスタートポジションに戻りながら、口から息を吐きます。動作中に骨盤の前傾と腰椎のアーチをキープすることがポイントです。

この動作を12～16回繰り返します。

これは腰の準備体操（腰磨き）になるので、朝起きたときにゆっくりとした動作で行うと

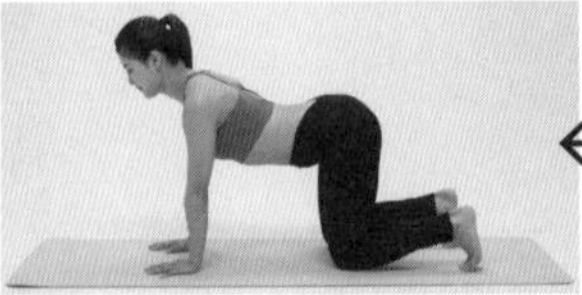

5-12　ロックバック1。両肩の真下に手をつき、両股関節の真下に膝をつく

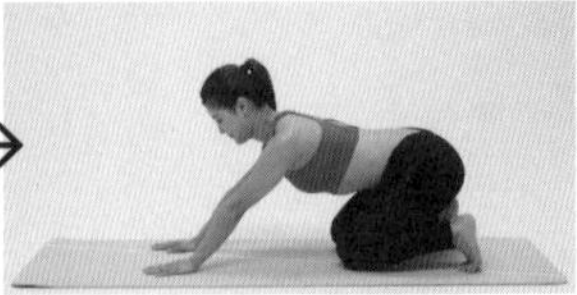

5-13　ロックバック2。腰椎のアーチを維持したまま骨盤を後方にシフトさせる。この動きを繰り返す

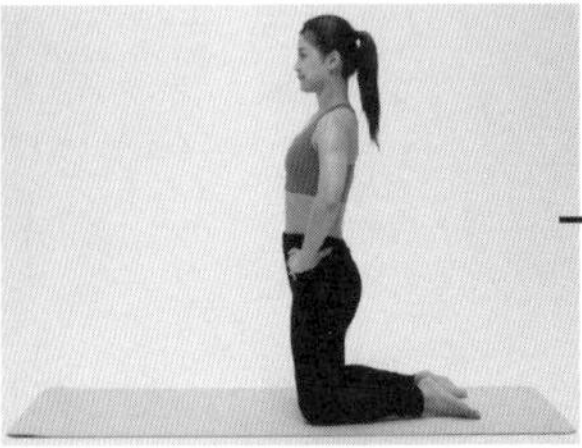

5-14　立ち膝のヒップヒンジ1。スタートポジション。両手を骨盤に置く

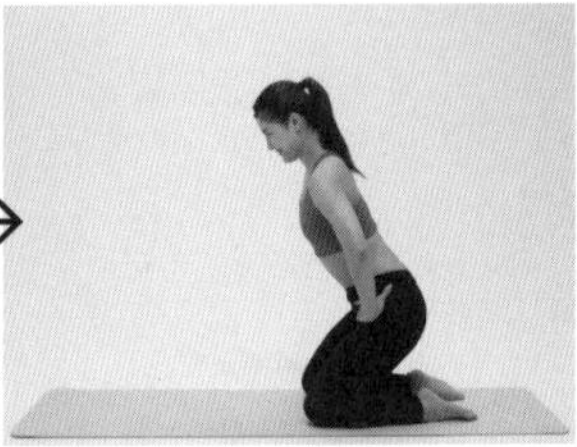

5-15　立ち膝のヒップヒンジ2。上体を20度ほど前傾させてお尻を突き出し、かがみ型のイメージをつかむ

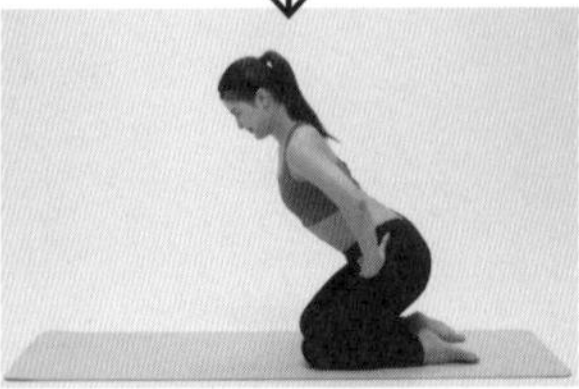

5-16　立ち膝のヒップヒンジ3。上体を45度ほど前傾させてお尻を突き出し、しゃがみ型のイメージをつかむ

ギックリ腰の予防になります。

ヒップヒンジを身につける④立ち膝のヒップヒンジ

ロックバックで股関節をヒンジする感覚を習得したら、次に立ち膝で股関節をヒンジさせる練習を2パターン行います。

【立ち膝のヒップヒンジ】

ひとつめは、上体を20度ほど前傾させて繰り返しヒップヒンジします。これは正確なしゃがみ型を身につけるための運動です。

ふたつめは、正確なかがみ型を覚えるための運動で、上体を45度くらい前傾させて繰り返しヒップヒンジします。

どちらのパターンも脊柱のS字カーブを維持しながら行うことが大切です。

ヒップヒンジの動作を正確にマスターするためにも、1mくらいの長さの棒を背骨にあてがいながら練習することをお勧めします。

ヒップヒンジを身につける⑤立位で股関節を畳む

これは第2章56ページでも紹介していますが、正しい型でヒップヒンジができない人に共通するのは、**股関節を畳む**（＝屈曲）**タイミングが遅い**ことです。しゃがんだりかがんだりするときに、最初に股関節を畳まないと、股関節がロックされて膝だけが曲がることになってしまいます。

この問題を解決するのは簡単で、動作を開始すると同時に、鼠径部の中心＝股関節を4本の指で押し込むかチョップするようにしましょう。スムーズに股関節を屈曲させることができるはずです。

【ヒップヒンジのやり方（再掲）】

股関節を手で押し込む前に膝を緩めておくと、さらにヒップヒンジしやすくなります。しゃがむときもかがむときも、つま先の真上に膝が位置していることが大切です。

動作中は、膝の位置が前後してしまわないように注意しましょう。股関節を軸にしたヒップヒンジができていれば、膝の位置が前後に動くことはありません。**股関節を畳む↓膝が曲がる↓ヒップヒンジする。**この順番が股関節の使い型の基本です。

ヒップヒンジの効果を最大化する「かかと」

かがむ動作としゃがむ動作のコツは、動作中にかかとで床を押しておくことです。

こうすることにより、足底からふくらはぎ―ハムストリングス―後仙棘《こうせんきょく》靱帯―脊柱起立筋―帽状腱膜《ぼうじょうけんまく》まで連結しているバックラインと呼ばれる筋膜ネットワークが働いて、上半身が前に倒れ込む力を下半身の筋膜で相殺してくれるのです。

このバックラインの基点（支点）となるのがかかとです。かかとで床を押さずにつま先に体重を乗せてしまうと、下半身の筋膜によるサポートが得られず、腰部の負担が顕著に増大します。

また、かかとで床を押しながらかがんだりしゃがんだりすると、ハムストリングスの張力によって自然と骨盤が後方に引かれて、理想的なヒップヒンジのフォームになります。その結果、腰に負担がかかる中腰作業や持ち上げ動作でも、安全かつ効率的にこなせるようになるのです。

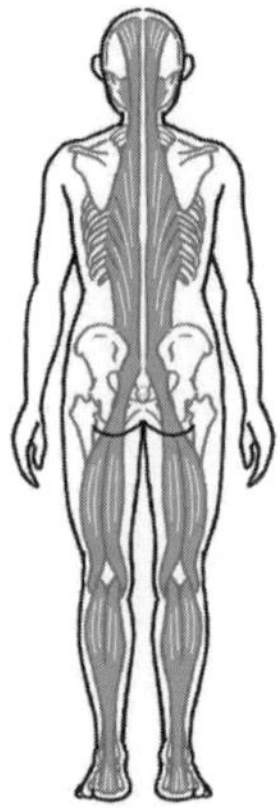

5-17　筋膜ネットワーク・バックラインのイメージ図。身体が前に倒れることを抑制し、前傾した上半身を起こす役割を担う

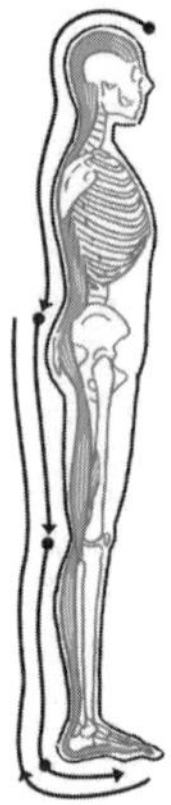

5-18　かかとで床をグリップすれば、下半身の筋膜ネットワーク（主にハムストリングス）のスイッチが入り、身体が前傾したりグラついたりしなくなる

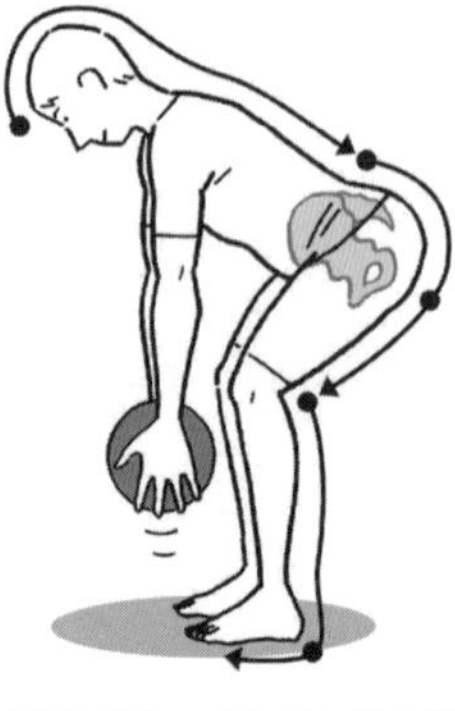

5-19　かかとで床をグリップしてかがんだり、しゃがんだりすると、下半身のバックライン（主にハムストリングス）が働き、腰部にかかる負担が大幅に軽減される

かかとの使い型を知った人たちは、一様に「かがむのが全然怖くなくなった」「太ももの裏で上半身を支えている感じがする」「腰を痛める怖さがなくなった」と驚いています。

第3章で触れたリブフレアも、かかとで床をグリップして立つ習慣をつければ、肋骨を引き下げる筋膜ネットワークが働くので改善しやすくなります。

最適なしゃがみ型を身につける

しゃがみ型のお手本は、前述した通り赤ちゃんや幼児です。

子どもたちのしゃがみ型を横から観察すると、頭部が前後に動くことなく垂直に上下しています。これは股関節と膝関節を適切なタイミングで屈曲させ、正しくヒップヒンジしてしゃがんでいる証です。

長らくしゃがんでいなかった人が急にしゃがもうとしても、バランスをとるのが難しく、思うようにできません。たいていは腰が丸まるか、かかとが浮いた状態になってしまいます。

大人になると上手にしゃがめなくなってしまうのは、ずっとしゃがんでこなかったせいです。しゃがんでいる最中に後ろに倒れることを脳が恐れて、身体を硬直させてしまうため、ぎこちないフォームになってしまうのです。

逆にいえば、その不安を取り除くことができれば、足首が硬い人でも上手にしゃがめるようになるということです。

脳を安心させてスムーズに動けるようにするには、動作の終わりの型（エンドポジション）から始めることが有効です。エンドポジションが安全であることを脳に理解させてからスタートポジションに移行します。そして、再びエンドポジションに戻ると、動作のつながりが非常にスムーズになるのです。

このような運動学習の方法を「**リバーストレーニング**」と呼びます。この方法を活かせば複雑な型であっても短時間で習得しやすくなります。

また、動作の学習は、いくつかの手段や方法を経験する方が、より理解が深まるだけでなく様々な状況に対応できるようになります。

ここでは運動が苦手な人でも習得できるように、複数のエクササイズをご紹介していきます。

しゃがみ型を身につける①安定するスタンスを見つける

椅子や壁の角の前にしゃがみ、上体を起こして両手で椅子や壁につかまって、上体を安定させます。次に、下半身が安定して腰が入るスタンス＝足幅を探します。

斜め上に視点を固定したら鼻で息を吸ってブレーシングし、かかとで床を押して立ち上がります。立ち上がったときに口から息を吐きます。

再び鼻で息を吸ってブレーシングし、お尻をかかとに下ろすイメージでしゃがみます。

このときも視点を正面か斜め上に固定します。かかとを意識することで、よりスムーズにヒップヒンジできます。それでもうまくいかない場合は、鼠径部を指先で押し込んでみて下さい。

【しゃがみ型を身につける①安定するしゃがみ型のスタンスを見つける】

しゃがみ型を身につける②チェアスクワット

このエクササイズでは、椅子に腰掛けた体勢から立ち上がり、再び腰掛けて立ち上がるという動作を繰り返します。椅子に腰掛けて、しっかりと地面をかかとでグリップできるスタンスを見つけることがポイントです。

しゃがむときに椅子の座面を目標にすると、お尻を突き出しやすくなります。

【しゃがみ型を身につける②チェアスクワット】

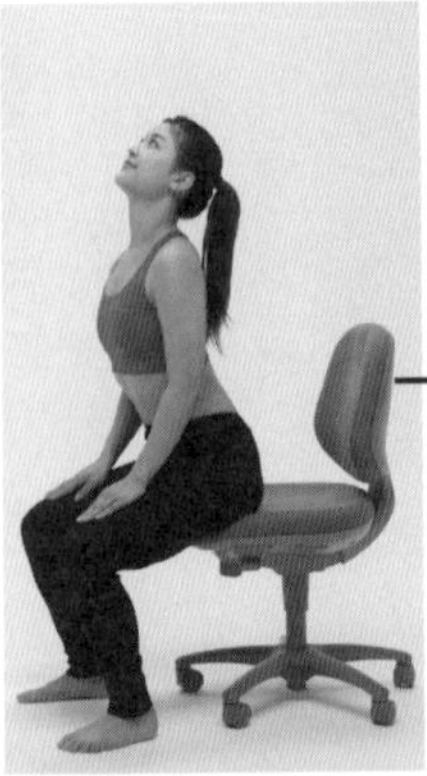

5-20　チェアスクワット１

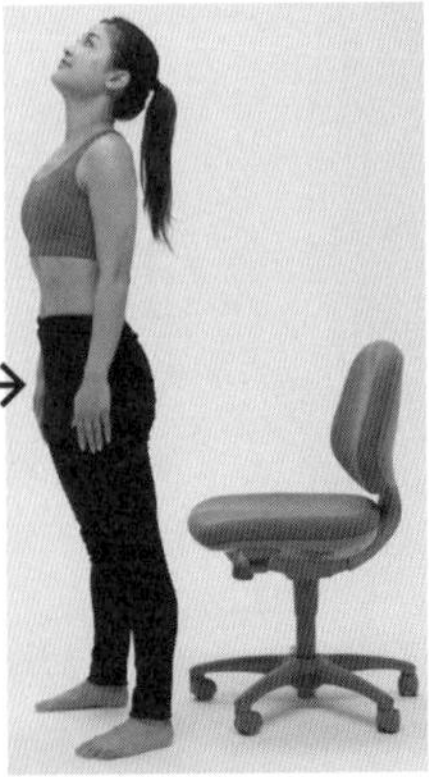

5-21　チェアスクワット２

　できるだけ椅子の座面を高くして腰掛けます。両手を太ももに置いたら、視点を斜め上に固定し、骨盤を前傾させて腰を軽く反らせます。視点を上方に固定することによって頭部が垂れ下がることを防ぎ、動作のパフォーマンスが向上します。

　次に、両手で太ももを押して上体を支えながら、両足のかかとで勢いよく地面を押して立ち上がります。立ち上がったときに、お尻が中途半端に引けていると腰に負担がかかるので、しっかりと骨盤を元の位置まで戻すように心がけましょう。

　シニアで筋力が衰えている人は、立ち上がる前に両足のかかとを10㎝くらい持ち上げ、かかとで勢いよく床を押した反動と、手で太ももを押す力を使うと楽に立ち上がることができます。

今度は太ももに手を置いて視点を正面に固定し、鼠径部を畳んでヒンジします。支えている手でしゃがむスピードをコントロールしながら、ゆっくりと着座姿勢に戻ります。

動作中は終始、腰椎のアーチとブレーシングを維持するように心がけて下さい。

上達したら、お尻が座面につく前に立ち上がるようにします。

しゃがみ型を身につける③つかまり立ち

このエクササイズは、①のリバーストレーニングを応用したものです。

しゃがんで椅子の座面に手をついた状態（エンドポジション）から立ち上がり（スタートポジション）、再びしゃがみます。

深くしゃがんだ状態から立ち上がると、その体勢を脳が安全だと認識して、何も考えなくても最適なフォームで元の位置に戻ることができます。

【しゃがみ型を身につける③つかまり立ち】

しゃがんだ状態で椅子の座面に両手を置き、スタンスを微調整して、かかとが感じられる位置に足を置きます。しっかりとかかとで地面をグリップするには、スタンスを少し広めにとる必要があります。

鼻で息を吸ってブレーシングしたら、視点を斜め上に固定し、かかとで床を押しながら、頭部を真上に運ぶように立ち上がります。立ち上がるときは口で息を吐きます。

かかとと小趾球を意識すると、膝が外向きになってお尻の筋肉が働くので、より下半身を安定させることができます。逆に、母趾球に荷重しすぎると膝が内側に入り、お尻の筋肉が弛緩して下半身の動きが不安定になります。

再びしゃがむ前に膝を少し緩め、かかとの感覚を確かめます。

視点を正面に固定して、鼻で息を吸ってブレーシングし、お尻をかかとに下ろしていきながら最初の体勢に戻ります。

しゃがみ型の理想は、上半身と脛の角度が平行になっていることです。足首が硬くて、

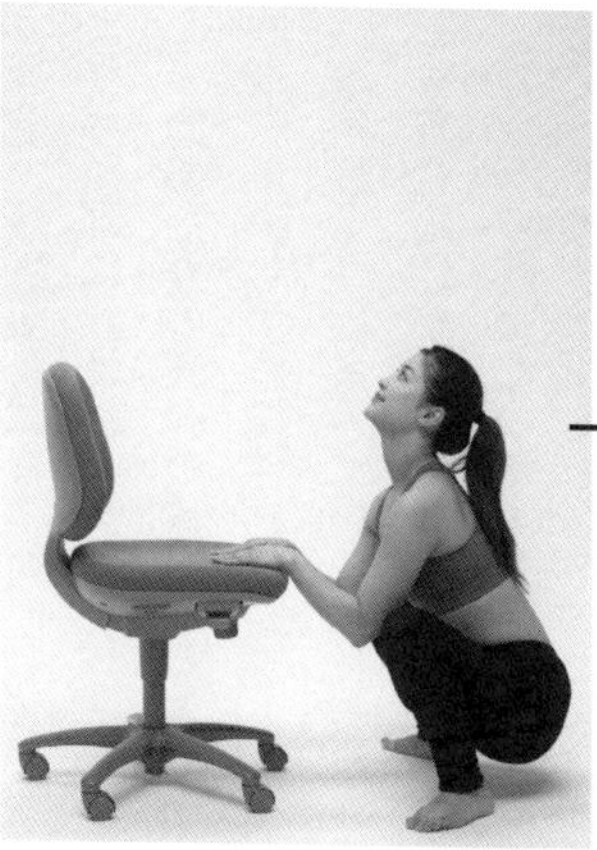

5-22　つかまり立ち１

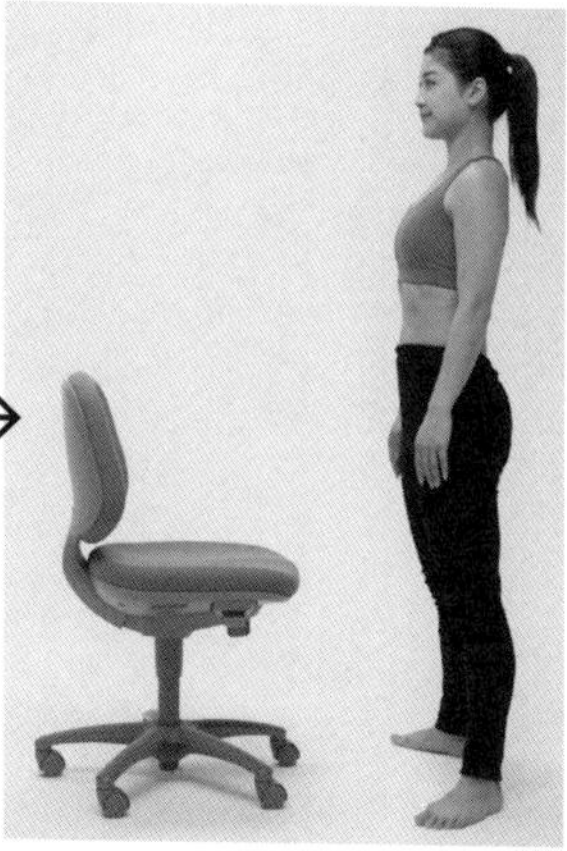

5-23　つかまり立ち２

しゃがむとかかとが浮いてしまう人も、この方法ならすんなりと遂行できるようになります。

つかまり立ちをマスターしたら、次に椅子を使わずにしゃがんで、両手の指が床に触れた状態から立ち上がる練習をします。視点を斜め上に固定して立ち上がったら、視点を正面に固定したまま、指先で床を触れにいくつもりでしゃがみます。

この動作を何回か繰り返すと、子どもの頃に形成された運動プログラムが再起動して、スムーズに深くしゃがんだり、立ち上がったりできるようになります。

最適なかがみ型を身につける

私たちは、無意識のうちに毎日何十回もかがんだり、中腰姿勢になったりしています。一般的にかがむ動作や中腰姿勢は、しゃがむ動作よりも頻繁に行われます。

一回あたりの腰への負担は大きくなくても、型が不完全だと腰部の組織（筋膜、靭帯、椎間板）が少しずつ侵されていきます。

蓄積疲労で固まっている部位の組織は、いつもと変わらない姿勢や動作であっても壊れてしまう危険性が高くなります。

ギックリ腰になった人たちは、「ちょっとかがんだときに激痛が走った」というのですが、実際には少しずつ壊れていたのです。

かがんだときやしゃがんだときに激しい痛みを体験すると、トラウマが生じて、「学習性不使用」または「疼痛《とうつう》回避行動」と呼ばれる代償性の姿勢や動作に置き換わってしまうことがあります。

痛みを避けた姿勢や動作パターン（＝型）は、ロボットのように動作がぎこちなく、またそれが定着してしまうと別の問題が生じるようになります。捻挫《ねんざ》して痛みがなくなった後も足を引きずって歩く人や、腰痛を恐れてヘッピリ腰になっている人など、自らこじらせてしまっている人が大勢いるのです。

自覚症状がない人もすでに痛めてしまっている人も、きちんとしたかがみ型を身につけることが不可欠です。

しかしながら、和装の所作が染みついている日本人にとって、思い切りお尻を突き出してかがむことへの恥じらいが邪魔をして、かがみ型が一向に普及しないのが実情です。

これまで講演やセミナーで最適なかがみ型を披露してきたのですが、その姿を見て笑う参加者もいます。

「いちいち、そこまで大袈裟な格好をするのか?」という質問をよく受けるのですが、そうしないから3人に一人が腰痛を経験する羽目になっているのです。

些細な動作でもきちんとした型で動くことの意味と効果を、私を含む多数の腰痛患者が身をもって実証しています。

かがみ型のポイント

かがみ動作を端的に説明すると、**出っ尻にして深くお辞儀する**ことです。

股関節を深く屈曲させて上体を前傾させる分、お尻を後方に突き出すことでバランスをと

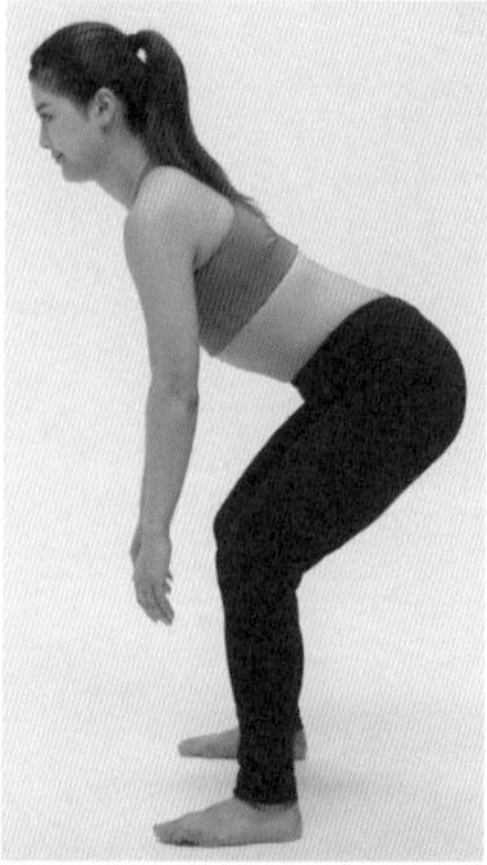

5-24　かがむときにかかとで床を押し続けると自然とヒップヒンジする

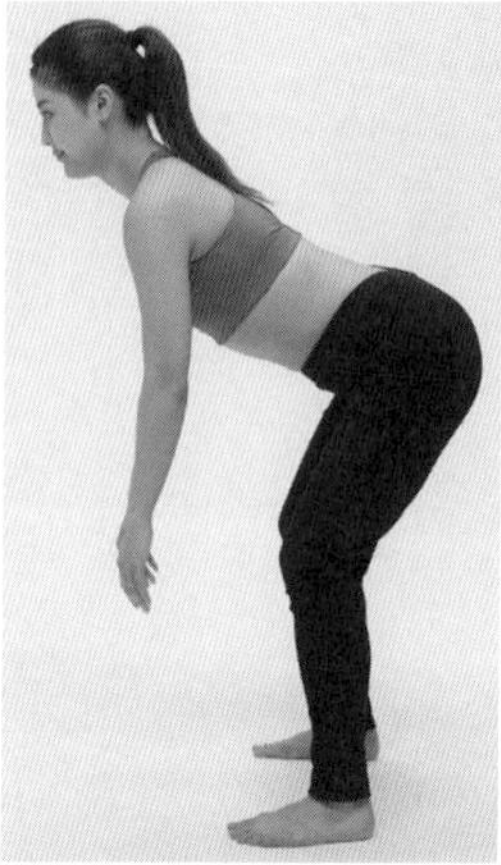

5-25　つま先に荷重してかがむとヒンジされず腰への負担が大きくなる

ります。深く前傾するほど太ももの裏の張りが強くなりますが、それだけ腰への負担が軽減されるのです。

また、かがむときも終始かかとで床を押し続ける意識が大切です。動作の前にかかとで床を押しておけば、ハムストリングスの張力によって骨盤が後方に引かれ、最適なかがみ型になるからです。

こうすることで、腰部にかかる負担が太ももの裏側に転嫁され、腰部の負担が大幅に軽減されます。

逆につま先に荷重してかがむと、ハムストリングスの張力が使えなくなり、上半身の重さを腰部で支えることになります。ちょっとした違いですが、かかとを意識するか否かによって腰への負担が大きく異なるのです。

動作中は視点を正面に固定し、ブレーシングを維持したまま軽く胸を張っておきましょう。背中が丸まると腰椎のアーチが崩れて、腰部の負担が一気に増大します。

【足裏の荷重位置によるフォームの違い】

かがみ型を身につける①エンドポジションを知る

適切なフォームを身につけるために、ここでもエンドポジションから始めます。

膝を曲げてかかとで床を押しながら、腰のアーチをキープしつつ両手を膝頭に置きます。できるだけ股関節を畳み込みます。

これは野球の野手が膝頭に手をついて休むときの姿勢と同じです。ヒップヒンジしたときに太ももの裏側にストレッチ感があれば、正しい型になっている証拠です。

最大限にお尻を突き出した状態で、30秒～1分間キープします。

ハムストリングスが硬くて腰の反りを維持できない方は、机や椅子の背もたれに手をつい

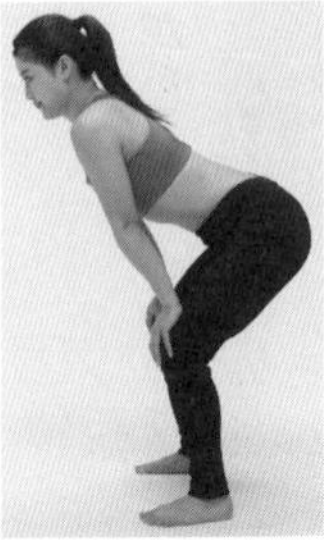

5-26　野球の休憩姿勢

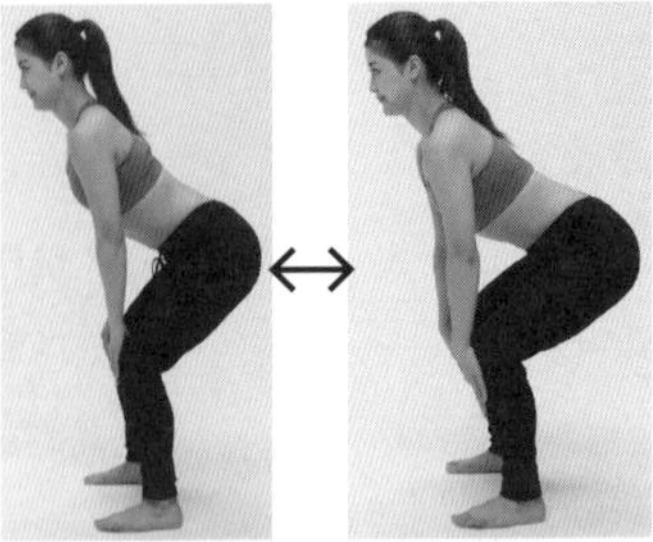

5-27　腿すり体操１　5-28　腿すり体操２。この動作を繰り返す

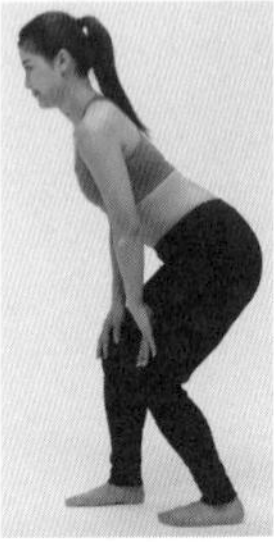

5-29　スプリットスタンスでのヒンジ動作

て行うと良いでしょう。１日に何度でも行って頂きたいストレッチです。

【かがみ型を身につける①エンドポジションを知る（野球の休憩姿勢）】

かがみ型を身につける②腿すり体操

腰くらいの足幅で立ち、膝を緩めてかかとで床をグリップします。鼻から息を吸ってブレーシングして、視点を正面に固定します。

両手を太ももに置いたら少しアゴを引き、軽く胸を張ったまま腰を少し反らせます。太ももの上をさするような感じでゆっくりと腰を畳んでいき、指先が脛の真ん中にくるまで上体を前傾させます。動作中は呼吸を止めます。

かかとで床を押しながら、突き出したお尻を元の位置に戻します。姿勢が直立になったところで口から息を吐きます。同じ動作を12～16回繰り返します。

慣れてきたら、かがむ動作のスピードを上げていきます。

【かがみ型を身につける②③腿すり体操／スプリットスタンスでのヒンジ】

かがみ型を身につける③スプリットスタンスでのヒンジ

腿すり体操ができたら、異なるスタンスでヒップヒンジできるように練習します。スプリットスタンスでヒンジできるようになれば、様々な環境や状況にも適応できるようになります。

右足を前に出してヒップヒンジする場合は、前脚の膝を曲げてかかとで床をグリップし、後ろ脚の膝を曲げてかかとを少し浮かせます。視点を正面に固定したらブレーシングし、ゆっくりとヒンジしてかがみます。

起き上がるときは、後ろ足のつま先で床を押して、両膝を伸ばしながら骨盤を素早く元の位置に戻します。呼吸のタイミングは他の種目と同じです。

かがみ型を身につける④ヒンジを活かして持ち上げる

ヒップヒンジの最終課題は、物を持ち上げる動作に活かすことです。

はじめに肩甲骨の位置をリセットして軽く胸を張ります。腰のアーチを維持するために、物を持ち上げている最中も、肩甲骨の位置をキープしておくことが大事です。

持ち上げる物を両足の間に置きます。視点を正面に固定したら（持ち上げる物はなんとなく見えていればいい）、かかとで床を押しながらヒップヒンジします。

ここでも、しっかりとブレーシングして、腰のアーチを保つように意識しましょう。

物を持ち上げるときは視点を斜め上に固定し、かかとで床を押しながら上体を垂直になるまで起こします。動作中は息を止めておきますが、起き上がったときに口から息を吐き、お尻の割れ目を締めて骨盤をロックします。

物を持ち上げる途中で肩や腰を丸めると、腰を痛めるリスクが高くなるので気をつけて下さい。

中腰の姿勢になるときや物を持たずにかがむだけのときも、これらのポイントを意識して動くことが大切です。

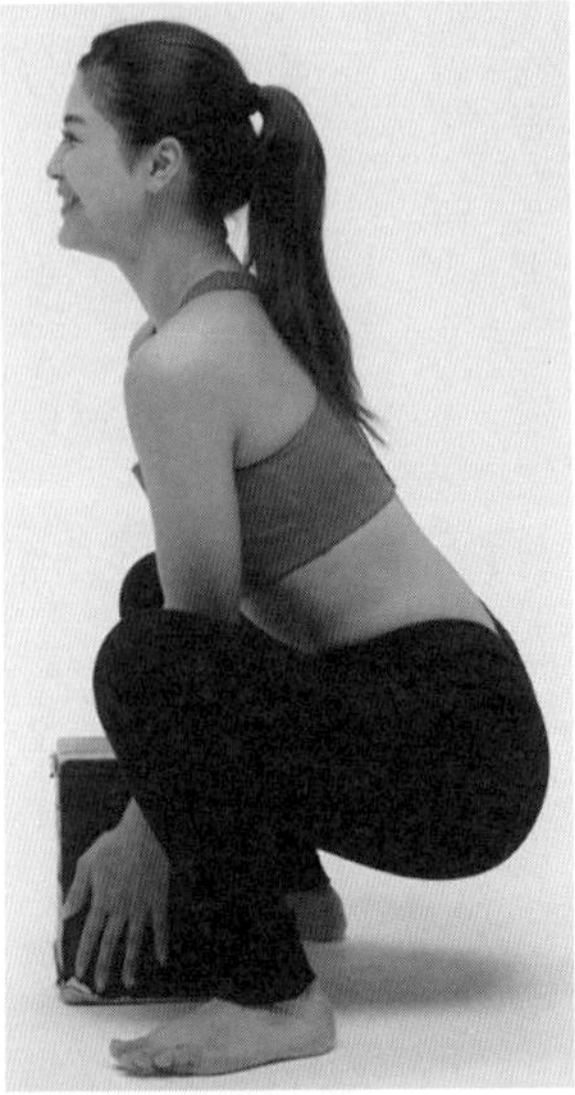

5-30　良い持ち上げ動作

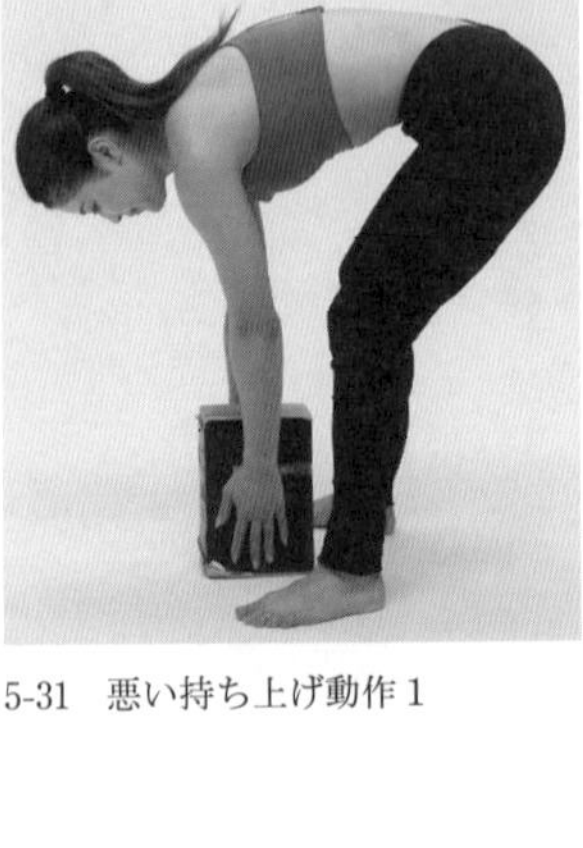

5-31　悪い持ち上げ動作 1

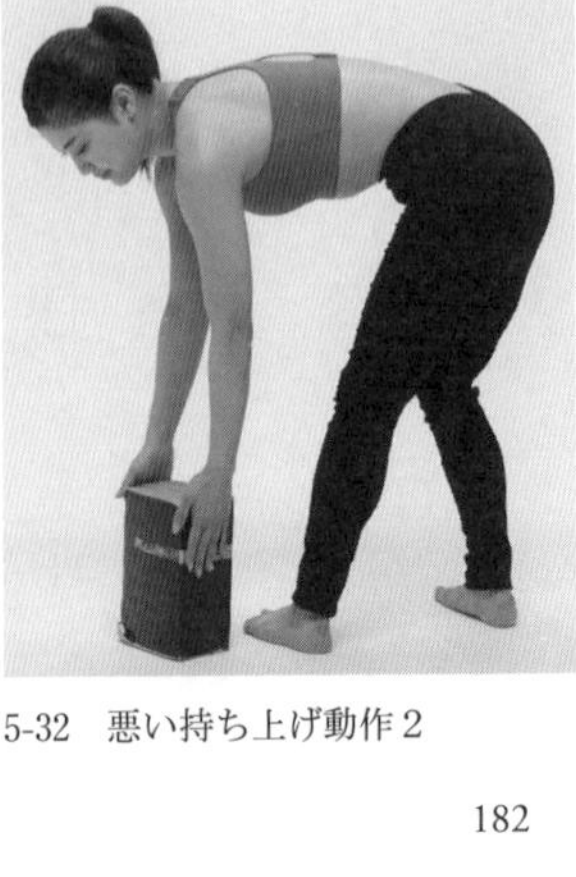

5-32　悪い持ち上げ動作 2

【かがみ型を身につける④ヒンジを活かして持ち上げる】

第6章　「頚性うつ」の予防と改善

自身が体験したからこそわかること

あなたにはこんな症状がありませんか？

①目の奥が痛む
②光が眩《まぶ》しくて目を開けていられない
③立ち上がったときにクラッとする
④感情が湧いてこない
⑤頭の中に霧が立ち込めているようにボーッとしている
⑥感情と思考が連動しない
⑦部屋の明かりが暗く感じる
⑧焦点が合わず視力が低下しているように感じる
⑨人の話が頭に入ってこない
⑩急に不安になりパニックを起こす
⑪雲の上を歩いているようにフワフワした感覚がある

⑫現実と夢の狭間にいるような感じがする
⑬動悸や息切れがある
⑭ろれつが回らない
⑮物忘れが激しい

右記の項目のうち、3つ以上該当する方は、首の深部にあるインナーマッスルが固まって、機能不全を起こしている可能性があります。その状態を放置しておくと、右記のような不定愁《しゅう》訴《そ》に見舞われることがあります。

首の不調が原因で抑うつ的な状態になることを、**頚《けい》性《せい》うつ**（**頚性神経筋症候群**）と呼ぶ専門家もいます。

私は28歳の頃から、右に列記した症状をほぼすべて体験していました。常に頭の中は霧がかかったようにボーッとしていて、足元もフワフワしていました。モニターや本を見てもなかなか焦点が合わず、文字を読んでもまったく頭に入ってきません。

どこにいてもスクリーンを見ているような感覚で、現実世界から切り離されているようでした。まるで魂が抜けてしまったような状態です。

複数の整形外科と脳神経外科で精密検査を受けましたが異常はなく、心療内科を勧めてくる医師もいました。

あちこちの治療院でマッサージや鍼《はり》治療を受けても、フワフワした感じが改善されたことは一度もありませんでした。楽しいはずの場所に行ったり好きな人に会ったりしても、何の感情も湧かず、次第に抑うつ状態になっていきました。

ひょんなことから治し方を見つける

薬に頼ることだけは回避したいと思っていた折、ふとしたことがきっかけで、不調の原因を特定し、改善するきっかけをつかむことができました。それはレストランで料理が出てくるのを待っているときのことでした。

背もたれの高い椅子に腰掛けて、何気なく背もたれの縁に後頭部を押し付けたところ、刺激が脳天まで達した感じがしました。まるで脳を直接ほぐしているかのような、今までに経験したことのない感覚でした。

直感的に「ここをほぐせば何かが変わる」と感じ、圧迫する部位と角度を変えながら20分ほど続けていると、だんだん頭の中の霧が晴れて視界が明るくなり、手足がポカポカ温まってきました。

脳に血液と酸素が通っていくのが感じられ、やればやるほど状態が良くなりました。同席していた人たちは、みるみるうちに私の表情が明るくなり、目が大きく開くようになっていく様子を見て、「別人みたいに変わったよ」と驚いていました。

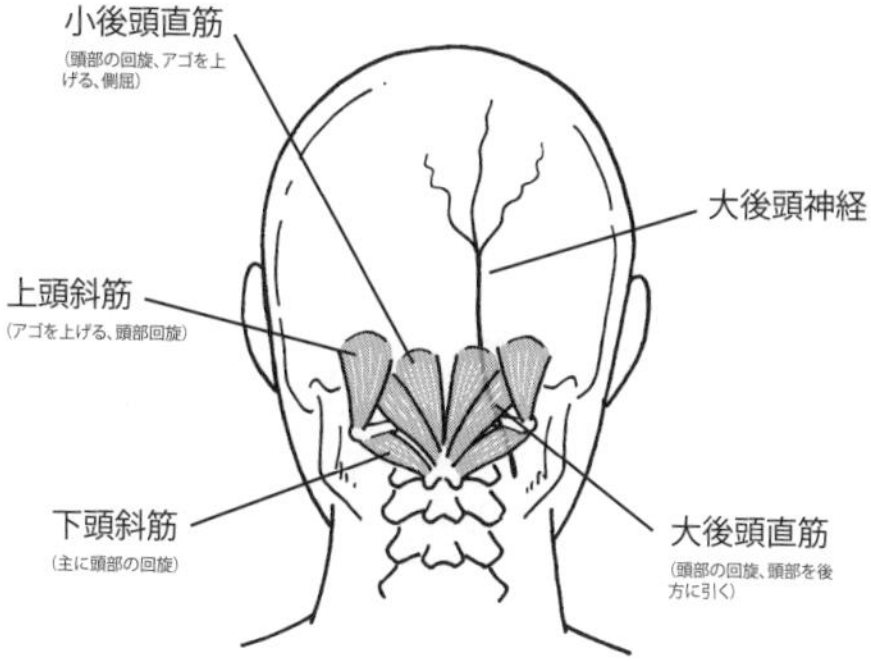

6-1　後頭下筋群

ひょんなことから病巣を見つけることができ、その後も3日間ほど同じことを試していたら、ついにうつ的な状態から抜け出すことができたのです。

背もたれの縁でほぐした部位は、後頭下筋群と呼ばれる後頭骨と第一～二頸椎に付着するインナーマッスル（身体の深い部分にある筋肉）です。この筋肉が凝り固まると、眼球の運動が著しく低下して、うつに似た状態になるのです。

今でも疲労が蓄積して後頭下筋群が凝り固まると、まぶたが下がってきて視野が狭まり、思考力が極端に鈍り

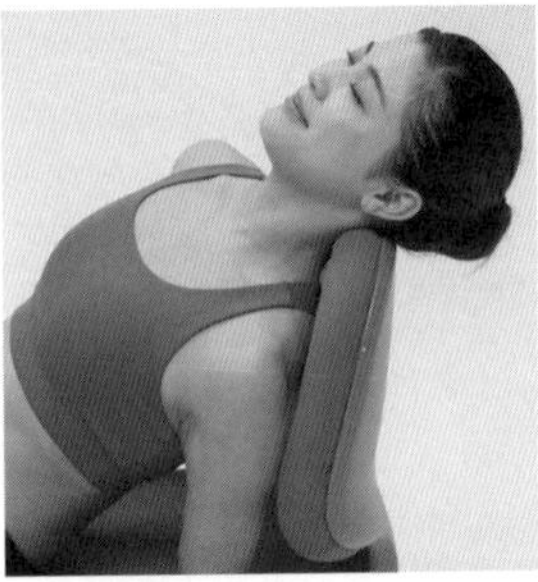
6-2　椅子の背もたれの縁を使った後頭下筋群のマッサージ

ますが、30分くらいかけてほぐせば回復します。自分でなんとかできるということが大きな安心感につながっています。

２０１３年に刊行した『アゴを引けば身体が変わる』（光文社新書）に、当時経験したことや後頭下筋群のほぐし方を紹介したところ、様々な方面から大きな反響がありました。

「まさか自分と同じ経験をしている人がいるとは思わなかった」「書いてあることを実践したら本当に症状が改善した」「今の自分そのものだ」といった声が多数寄せられ、そこで改めて、全国には首の不調に悩まされている人が大勢いることを知ったのです。

頚性うつの症状は暮らしを破綻させるほど厄介ですが、正しくケアをすればすぐに結果が出るので、一人でも多くの人に知ってもらいたいと願っています。

ＦＨＰによる頚椎の地滑り

ＦＨＰによって頚椎のアライメント（椎骨《ついこつ》の並び）が崩れると、脳に血液を送る椎骨動脈や三半規管につながる前庭《ぜんてい》神経が圧迫され、めまいやふらつきを誘発します。

近年では、幼い子どもにタブレットやスマホを与える親御さんが多いようですが、電子機器を扱っているときの姿勢を注意しないため、背中が大きく曲がってＦＨＰになっている子どもが急増しています。

身体の細胞が若いのでただちに不調になるわけではありませんが、10歳前後から頭痛や目の奥の痛み、頚肩部の凝りを訴えるようになります。

頭部が骨盤の真上にあるか否かによって、脊柱と神経系のコンディションが決まります。

頚椎と腰椎は正常なアーチ（前弯）が保たれていれば、頭部と上半身の重さを脊柱の骨と関節で支えることができ、椎間板や靭帯、筋肉への負担が軽減されます。

けれども、猫背とＦＨＰによって頚椎の前弯が消失するとストレートネックになり、一部の組織に負荷が集中して炎症が起きます。

そのままＦＨＰが定着すると、頚椎の骨がずれ、いわゆる**頚椎すべり・分離症を起こすリ**

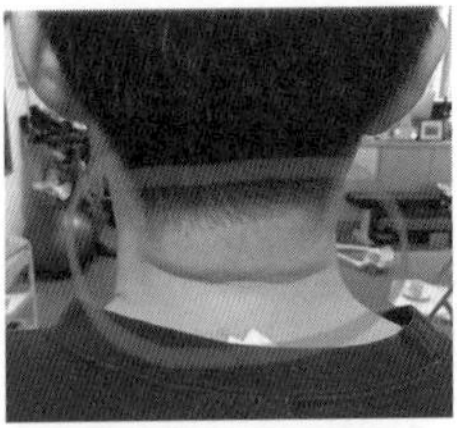

6-3　首の後ろに入った横シワ

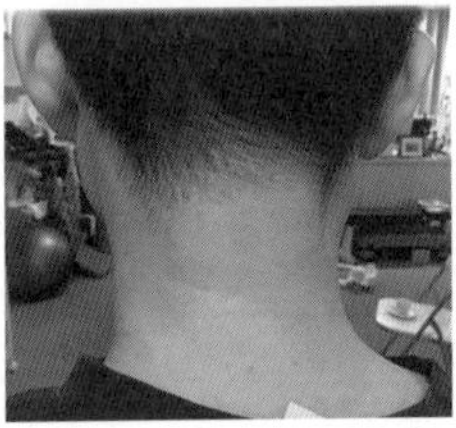

6-4　アゴを引く習慣をつけることによってシワが消えていく

スクが高まります。頚椎のアライメント不良が悪化すると、頚肩部に痛みが生じたり、肩から指先にかけて神経症状が出たりすることもあります。

頚椎のアライメントに問題がある人がアゴを上げると、首の後ろ側の椎体がずれているところに深い横シワが入ります。誰かに背後に立ってもらい、アゴを上げたときにシワが入っていないかチェックしてもらうとすぐにわかります。

もし深いシワが入っていたら、その部分を指で触れると骨が前にずれているのが感じられるはずです。

後頭下筋群の凝りをほぐすストレッチはいくつかありますが、とにかくアゴを引いて過ごす時間を長くすることと、特に本章の最後で紹介する、壁の角を利用してアゴを引くストレッチを定期的に行うようにして下さい。首のアライメントが改善されて、シワが浅くなるかやがて消失していきます。

病院でレントゲン検査を受けて、骨や関節に変形が認められると、あたかもそれが原因であるかのように説明する医師もいますが、骨や関節に変形があったからといって、全員に等しく痛みや機能障害が起きるわけではありません。

器質的な問題があっても、自覚症状がない人の方が多いといわれているくらいです。

ただし、そういう人の首や腰は、正常な人よりも支持・安定性が低下しているので、日頃の姿勢や首の動かし方、舌の位置に配慮する必要があります。さもないと、慢性痛やギックリ首などを起こしやすくなるからです。

頚性うつの鍵を握る後頭下筋

コロナの影響によってテレワークが普及し、自宅の床や座面の低すぎる椅子に座って仕事をする人が急増しました。その影響で頚性うつを患う人が増加していくことは、容易に想像できます。

ただ、他の問題と同じく、頚性うつも早期に対策を講じれば、症状の進行を防ぐことができます。

メンタルコンディションに直接的に影響する後頭下筋群ですが、この筋肉の役割は主にうなずいたり頭を傾けたり、回旋させたりすることです。

この筋群には、手の指先と同じ数のセンサー（感覚受容器）が分布しており、前述したような頭部の運動に加えて、頭の位置を脳に伝達したり、眼球の動きを補助したりしています。

眼球と後頭下筋群は筋膜でつながっていて、小さな文字やモニターを凝視する時間が長いと、この筋群が緊張して凝ってしまうのです。

後頭下筋群が凝り固まってしまうと、眼球の運動機能が極端に低下し、身体の動きに応じて頭部を最適な位置に保持できなくなります。その結果、自己定位（自分の身体の位置を把握する能力）がしにくくなり、めまいが起きたりふらつきやすくなったりします。

さらには、視点を固定する能力（固定視）や、目で追う能力（追視）、焦点を合わせたり外したりする能力（輻輳《ふくそう》・解散）も低下します。

脳は視覚情報に90%近く依存しているため、視覚機能に問題が生じると身体に防衛反応が起きて上半身が硬直し、ロボットのように動作がギクシャクするのです。

このように後頭下筋群の機能不全は、人の生活を破綻させるほどの影響力があるにもかかわらず、そのことを認識している専門家は多くありません。だから一般的な医療機関では、この筋群の状態をチェックすることがないのです。

後頭下筋群の状態を把握するには、問診と触診、頚部のアライメント、頚部の可動域などを検査する必要があります。画像検査だけでは、後頭下筋群の問題を特定することができません。

医療機関で検査を受けることは良いのですが、それと並行して毎日こまめに後頭下筋群をほぐすことを強くお勧めします。

ＦＨＰを予防する舌の威力

舌には頭部の重さを支える役目があります。舌は食道と気管支につながっていて、このふたつの管が柱となって**頭蓋を支える突っ張り棒の役割を果たしています。**

ですから、口を閉じた状態で舌を口蓋（上の歯の内側）や頬《ほお》に押し当てると、２本の柱と共に首の前面にあるインナーマッスル（頚長筋と頭長筋）が働いて、頭部を下方からサポートすることができるのです。

頭部の位置を安定させ、頚椎の負担を軽減する舌の役割と機能はとても重要です。

口を閉じて舌を口蓋に当てている間は、下アゴが最適な位置に保持され、顎関節《がくかんせつ》を支えて

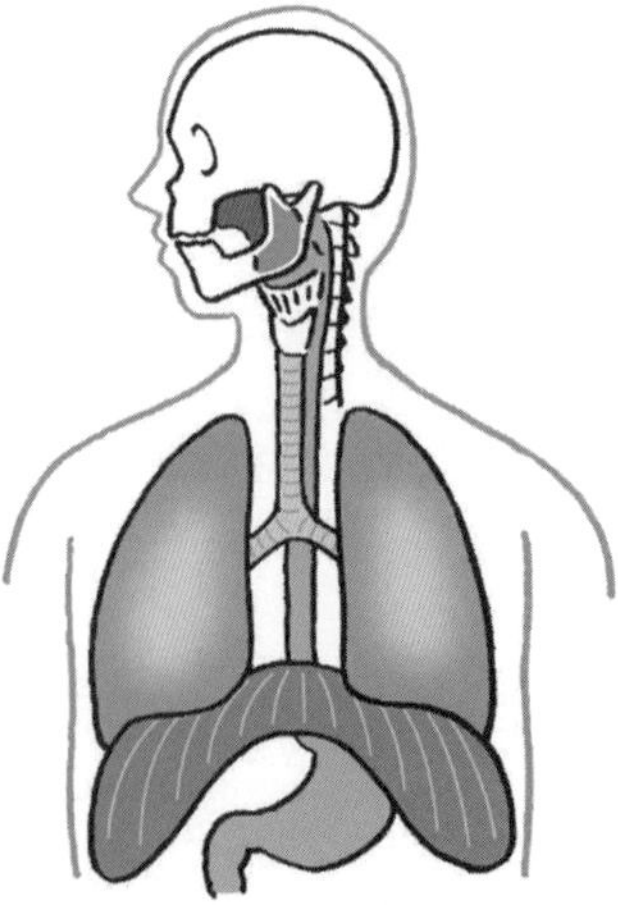

6-5　舌は食道と気管支とつながっている。下を口蓋に押し当てているときは、このふたつの管が頭蓋を支える突っ張り棒の役割を果たす。結果、頭部が安定する

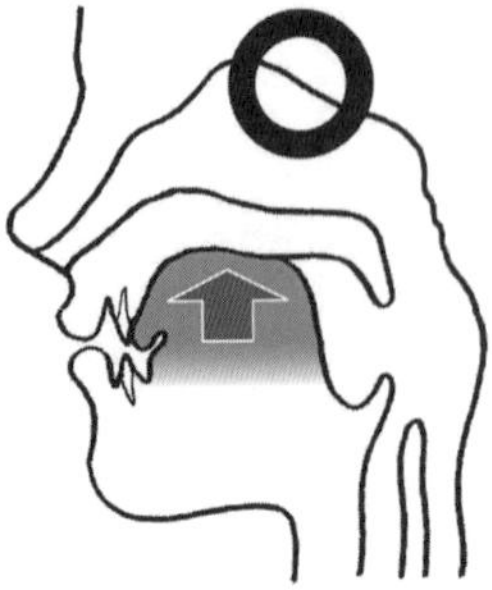

6-6　口を閉じて舌を口蓋に当てると、首のインナーマッスルが働いて筋肉の負担が減る。下アゴの位置が最適化されて、顎関節が安定する

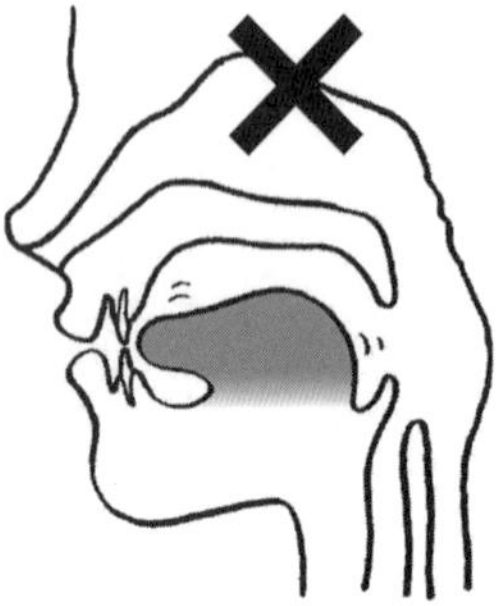

6-7　舌が下がると下アゴの位置が悪くなり、口呼吸になったり顎関節症のリスクが高まったりする

いる筋群への負担が減ります。これにより側頭部の筋肉の緊張が緩和され、緊張性頭痛の改善にもつながります。

当然この能力は、ＦＨＰの抑止力としても威力を発揮します。

さらに、舌を押し上げると鼻呼吸がしやすくなり、まぶたが上がってキリッとした表情になるのです。

一方、舌が下がると下アゴの位置も下がるので、顎関節と第一頸椎の位置と機能に悪影響を及ぼします。また、舌と下アゴが下がると口呼吸になり、まぶたが下がって脱力した表情になります。

スポーツをするときも、頭頸部と臓器を安定させるために、舌先を口蓋に押し当てておくことが重要です。一部のトップアスリートは、身体を動かす方向に舌先を押し付けることによって、頭部を安定させています。

会話や咀嚼《そしゃく》しているとき以外は、できるだけ口を閉ざし、口蓋に舌を押し当てておくように心がけましょう。

正しいスマホの見方

大多数の現代人は、首が垂れ下がった姿勢で１日中スマホやＰＣのモニターを見ています。モニターを見つめるときは、はじめにアゴを引いて舌を押し上げるように意識して下さい。こうすると頚椎を支える靭帯と筋群が正常に機能し、頚椎への剪断《せんだん》力（骨を滑らせる外力）を軽減してくれるからです。

また、スマホやタブレットを見るときは、**手に持ってモニターの背景が視界に入る状態**にしましょう。スマホをテーブルに置いて見ると、利き目はモニターを捉えていますが、もう片方の目は対象物からずれたところに視点が固定されています。片目が対象物から外れた状態で長時間過ごしていると、やがて斜視になってしまうリスクが高まります。実際、斜視になってしまう子どもが急増しているようです。

FHPにならないデスク環境

後頭下筋群による不調を予防・改善するには、ＦＨＰにならないデスク環境を整えることと、第２章で解説したように、座り型に気を配ることが大切です。

多くの人は、両手を伸ばして脇が開いた体勢でキーボードを叩いていますが、この体勢では肩甲骨が前方に引き出されて猫背になります。背中が丸まるとＦＨＰになり、後頭下筋群の過緊張状態を招きます。

　とりわけ絶対に避けて頂きたいのは、キーボードの手前に書類を置いて作業をすることです。この状態で仕事をしていたら確実にＦＨＰになり、いかなる治療や運動を行ってもダメージを帳消しにすることはできません。

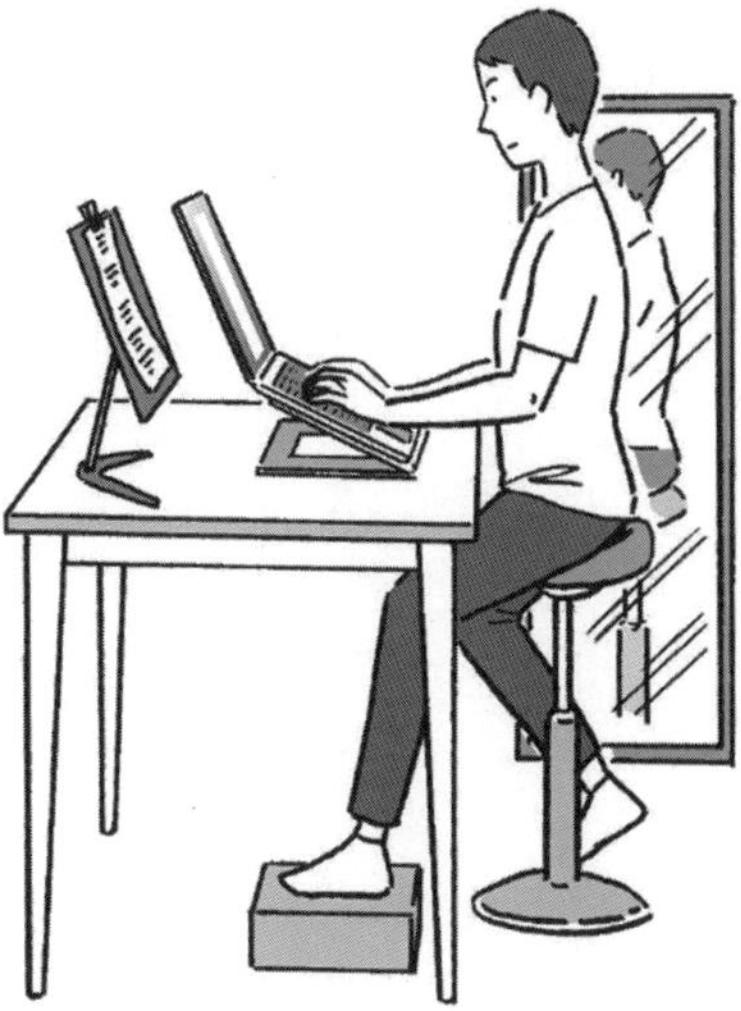

6-8　FHP にならないデスク環境と座り型

　それでも書類を見ながら作業をする必要があるなら、書見台を活用することをお勧めします。

　書見台を使えば下を向く必要がなくなるので、頭部を骨盤の真上に保持したまま作業をすることができます。一度でも試してみれば、頸肩部の負担が大きく違うことに気付いて手放せなくなるはずです。

　また、ノートＰＣを使用される方は、

スタンドを使ってモニターの位置を上げるか、Bluetooth（ブルートゥース）で大きなモニターにつなげると頚肩部の負担を減らすことができます。モニターの上辺が目の高さになるように調整するのが理想とされています。

スマホの液晶画面やＰＣのモニターに、ブルーライトをカットするフィルムを貼ったり、液晶画面の色味を暖色にしたりするのも、後頭下筋群の負担を軽減するのにお勧めです。

後頭下筋群の凝りを改善する方法

目を酷使しながら心身のコンディションを維持していくには、後頭下筋のほぐし方を知っておくことが不可欠といえます。

【後頭下筋群のマッサージ】

後頭下筋群を効果的にマッサージするには、椅子の背もたれを使うのがお勧めです。頭の重さを利用しながら少しずつ顔の向きを変えていきます。

椅子の座面に浅く腰かけ、背もたれの縁が後頭下筋群に真下から当たるように、座る位置

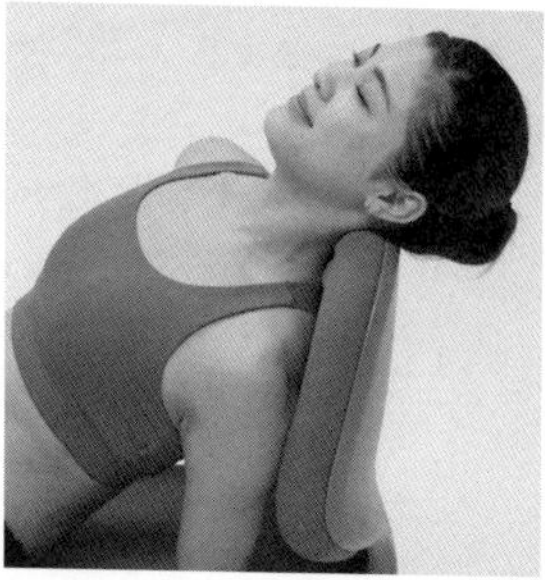

6-9　後頭下筋群のマッサージ（再掲）

を調整します。

軽くアゴを引き、えり足（後頭部の髪のはえぎわ）あたりを背もたれに押し当てます。頭の位置を少しずつずらしていき、目の奥や脳天にズーンと響く感じがしたら、それが凝っている部位です。「痛いけど気持ち良い」くらいの強さで20～30秒間ずつ圧迫します。

最初は軽めの圧でマッサージし、慣れてきたら少しずつ圧を強めていきます。この方法は背もたれの高い椅子を使うと便利ですが、浴槽の縁などでも代用可能なので、入浴時に行っても良いでしょう。

私は就寝前に30分くらいかけて、首をほぐすアイテムを用いて後頭下筋群をリリースしています。終わった後は目がよく見えて、頭の重さが半分くらいになった感じになります。

タオルを使って頚椎のアーチを回復

タオルを用いた補助運動（モビリゼーション）は、ストレートネックで頭頚部の可動域が制限されている方に有効です。目的は頚椎のアーチを回復させることです。

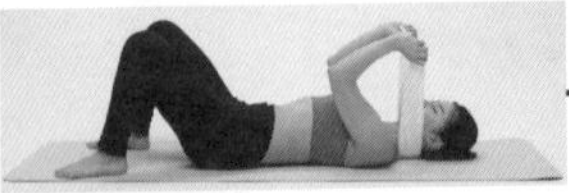

6-10　頸椎のモビリゼーション1。タオルを後頭骨に引っ掛ける

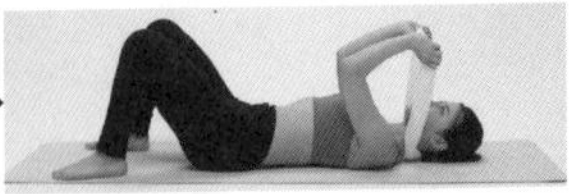

6-11　頸椎のモビリゼーション2。斜め上方に軽くタオルを引き上げる

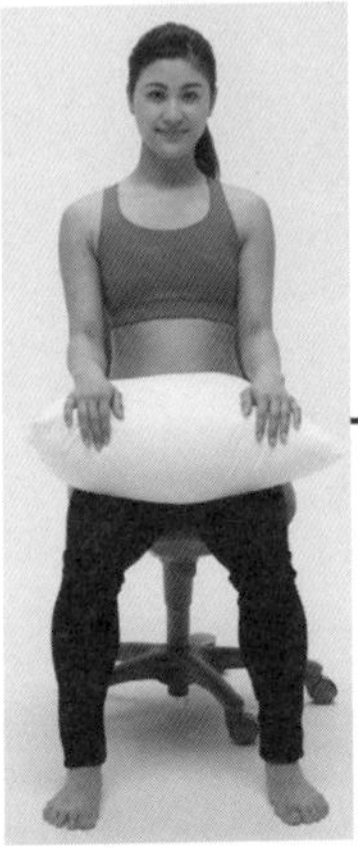

6-12　頸椎のモビリゼーション（クッション）1。肘から先で、一定の力でクッションを押す

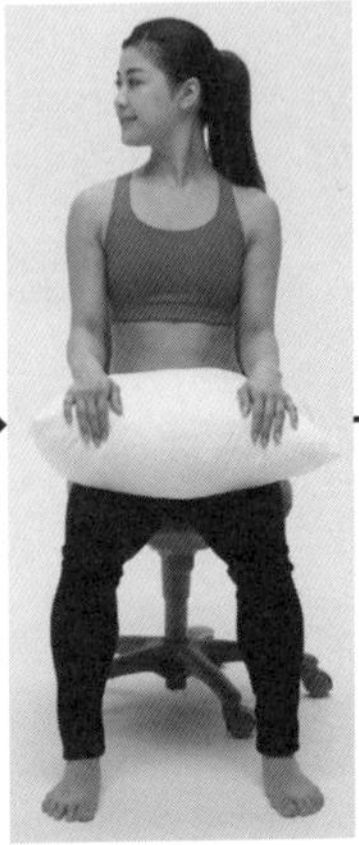

6-13　頸椎のモビリゼーション（クッション）2。アゴを引いた状態でゆっくりと最大限に回旋させる

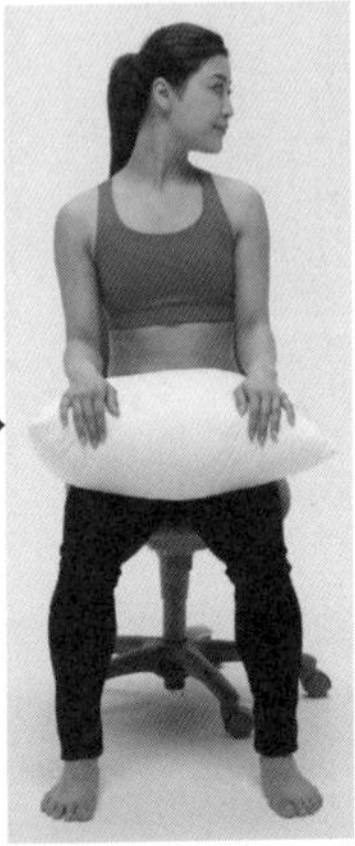

6-14　頸椎のモビリゼーション（クッション）3

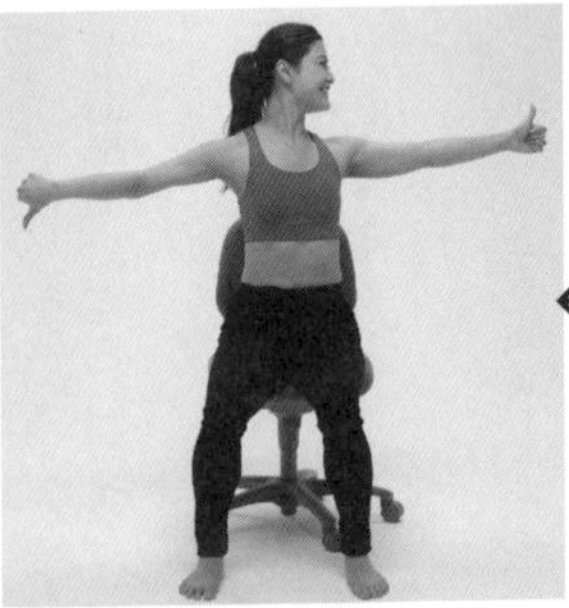

6-15　頸椎のモビリゼーション（両手を開く）1

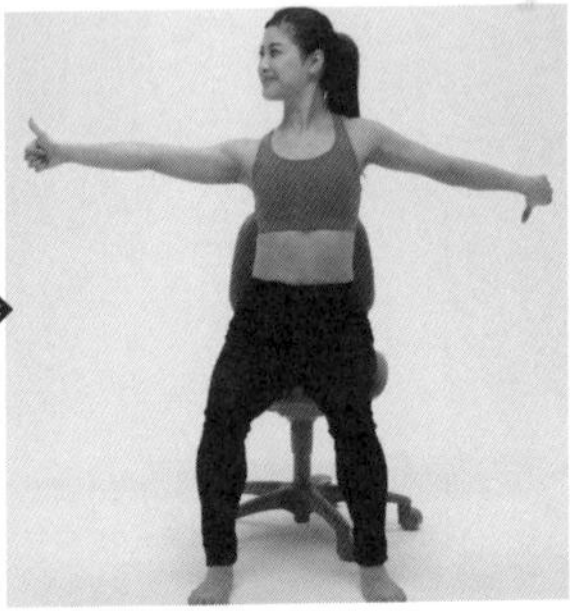

6-16　頸椎のモビリゼーション（両手を開く）2。交互に繰り返す

【頸椎のモビリゼーション（タオル）】

まず仰向けに寝て膝を立て、口を閉じて舌を口蓋に当てます。首の下にフェイスタオルを敷き、タオルの両端をつかんだら、斜め上にゆっくりと引き上げます。首が床から１㎝ほど浮いたところで10秒間キープし、再びゆっくりと元の位置に戻します。

タオルで首を引き上げるとアゴも一緒に上がりますが、この場合はかまいません。これを８～10回行います。

頸椎の強張りを緩める回旋運動

日常生活において、首を最大限に回すようなシーンはほとんどありません。しかし、時々は可動域をフルに使って動かさないと、関節の組織が癒着したり拘縮《こうしゅく》したりして、可動域が狭まってしまいます。

モビリゼーションと呼ばれる関節の可動性を改善させる運動は、すでに頭頸部や頸肩部が凝り固まっていて、首や肩を動かすと痛みが出たり、強張りで首を回せなくなったりしている人でも安心して行えます。

【頚椎のモビリゼーション（クッション）】

椅子にヒップヒンジして腰掛けて端座します。クッションか枕を太ももの上に置き、その上に両手を乗せます。前腕で軽くクッションを押して頚肩部の緊張を緩和させたら、口を閉じて舌を口蓋に当て、ゆっくりと首を最大限に回旋させます。

あらかじめ首を回す方に視線を向けておくのがポイントです。運動中は息を止めずに左右合わせて20回ほど行います。

バリエーションとして、手でクッションを押したまま頭部を前屈・後屈させる運動も行います。要領は回旋と同じで、首を動かす方に視線を固定しておきます。

【頚椎のモビリゼーション（両手を開く）】

椅子にヒップヒンジして腰掛けて端座します。両手を水平に広げたら片手の親指を天井に向け、反対側の親指は床に向けます。左右交互に腕を回旋させて親指の向きを入れ替えます。顔は親指を天井に向けている側に向けます。

アゴを軽く引いた状態で頭部を回旋させることがポイントです。無理に首を回そうとする必要はありません。動作中は自然な呼吸を維持して、左右合わせて12～16回行います。

アゴを引く機能を高めるための運動

アゴを引く筋力と後頭下筋群のストレッチを同時に行う方法をご紹介します。第1章でご紹介した、壁の角を使った姿勢のセットアップ法を活用します。床に仰向けに寝て行うこともできます。

【壁の角を使って休憩する】

壁の角（ドア枠など）を背にして1足分離れて立ち、仙骨―胸椎―後頭部を角につけます。次に口を閉じて舌を口蓋に当て、人差し指と中指でアゴを軽く押し込みます。

首の後ろにストレッチを感じたら、そこで10秒間キープします。これを10回、毎日3回は

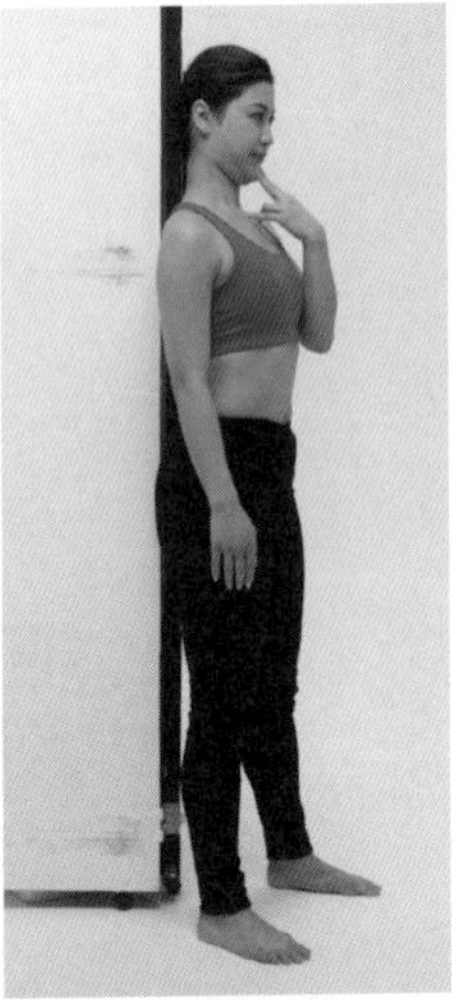

6-17　壁の角を使って休憩するときに、指でアゴを押して首の後ろをストレッチする

行うように心がけて下さい。

長時間運転席に座り続けるドライバーの方は、同じ要領でヘッドレストに後頭部を押し付けて運転するように意識してみて下さい。全身の疲れ方が大きく変わるはずです。

アゴを引いた姿勢は身体的なメリットがあるだけでなく、相手に与える印象が大きく変わるので、普段から意識して頂きたいと思います。

おわりに

あなたがこの本を手にとった理由はなんでしょうか？

おそらく、多くの方が「痛みをとるため」と答えるはずです。

ですが、そういった思いが強い人に限って、自分の身体に何が起こっているのかを知ろうとせず、結果的に根治から遠ざかっている傾向にあります。

繰り返しになりますが、痛みをとる一番の近道は、何気なくやっている姿勢と日常動作を見直すことです。そして、最適な身体の使い型を知り、それを新たなスタンダードにすることが肝要です。

運動学習において最も大事なことは、意識してずっとやり続けることです。数回、数十回やったくらいでは、型を身につけたり磨いたりすることはできません。

「知っているつもり」では意味がなく、「やっている」になってこそ意味があるのです。

私は、トレーナーになってから「**日本から腰痛をなくす**」という目標を掲げ、啓発活動に注力してきました。日本全国に機能的な身体の使い型を広めれば、心身のトラブルに悩む人の数を減らすことができるからです。

大人にとっても大事なことですが、子どもたちにとってはもっと大事です。

この活動をより強力に推進するために、２０２１年5月に**一般社団法人 日本姿勢道**を設立しました。第一次産業から第三次産業まで、様々な業種に対して最適な身体の使い型を広めていきます。

また、これからは講演やセミナーの他にも、姿勢や作業動作をサポートする機器の開発、労災を防止するための研修事業など、幅広く活動していく所存です。

いつの日か、読者の皆さんにもお目にかかれることを楽しみにしております。

謝辞

本書の出版にあたりご縁をいただき、多くのご支援を賜りました光文社の三宅貴久氏、ライターの小野千賀子氏、イラストレーターの中村知史氏、アドバイザーの喜田村周氏、KP Max氏、甥の伊藤直樹をはじめとする関係者の皆さまへ心より感謝申し上げます。

２０２２年８月

伊藤和磨

腰痛改善スタジオ Maro's

「日本人から腰痛をなくす」ことをゴールとして、2002年に代官山に開業。個々のクライアントに対して、整形外科的検査、姿勢および歩行の分析と解析、呼吸パターンのチェック、日常動作フォームの評価など、多岐に渡るスクリーニングテストを実施することで、主訴の本質的な原因を見つけ出す。根本原因に対する施術によって慢性的な痛みや機能不全を改善させるのはもちろんのこと、再発を防止するための神経学的な運動療法を併せて行っている。手術前、手術後の患者が全国各地から訪れている。

NIPPON SHISEIDO

一般社団法人 日本姿勢道

「国民一人一人が、身体を守るための知識とスキルを当たり前に有している社会の実現」を目指して、2021年「一般社団法人 日本姿勢道」を設立。腰痛改善スタジオ Maro's で22年間かけて得られた知見とメソッドをベースにして、独自の予防教育プログラムを開発。オフィスワーク、立ち仕事、ドライバー、輸送運搬、あるいは介護といった、職業の特性に応じた、最適な姿勢と身体の使い型を指導している。従業員のコンディションを上げることにより、生産性や安全性を高め、労災による休職や離職のリスク軽減につなげている。

動画一覧

参考文献一覧

小山なつ『痛みと鎮痛の基礎知識（上・下）』技術評論社、２０１０

矢田部英正『たたずまいの美学』中公文庫、２０１１

永田晟『呼吸の奥義』講談社ブルーバックス、２０００

Robert E. McAtee, Jeff Charland、魚住廣信訳『ファシリテート・ストレッチング』医道の日本社、２００１

Jari Ylinen、泉秀幸訳『ストレッチングセラピー』医道の日本社、２０１０

鈴木重行、鈴木敏和、平野幸伸『アクティブＩＤストレッチング』三輪書店、２００７

サンディ・フリッツ、レオン・チャイトー、高田治実総監修、松葉潤治監修『頭痛・頸部痛のためのマッサージセラピストガイド』ガイアブックス、２０１１

グウェンドレン・ジュル、ミシェル・スターリング、新田収・中丸宏二監訳『頸部障害の理学療法マネージメント』NAP Limited、２００９

加賀谷善教・吉田真・山本大造・鈴川仁人編集、福林徹・蒲田和芳監修『筋・筋膜性腰痛のメカニズムとリハビリテーション』NAP Limited、２０１０

山内弘喜・吉田昌弘・横山茂樹・鈴川仁人編集、福林徹・蒲田和芳監修『足部スポーツ障害治療の科学的基礎』NAP Limited、２０１２

松原貴子、沖田実、森岡周『ペインリハビリテーション』三輪書店、２０１１

村上栄一『仙腸関節の痛み』南江堂、２０１２

Albert W. Taylor, Michel J. Johnson、宮原英夫・小島基永・後藤勝正・田畑稔・大野善隆・後藤寛司訳『加齢と運動の生理学』朝倉書店、２０１０

Donald A. Neumann、嶋田智明・平田総一郎訳『筋骨格系のキネシオロジー』医歯薬出版、２００５

トーマス・Ｗ・メイヤーズ、松下松雄『アナトミー・トレイン』医学書院、２００９

David Paul Greene, Susan L. Roberts、嶋田智明訳『日常生活活動のキネシオロジー 第2版』医歯薬出版、２００８
ワールド・ムック『椅子の研究1』ワールドフォトプレス、２００１
石塚忠雄『新しい靴と足の医学』金原出版、１９９６
Jacqueline D. Bougie, A. Paige Morgenthal、佐藤昭夫・竹谷内宏明監修、橋本辰幸ほか訳『エイジング・ボディ』エンタプライズ、２００４
藤原勝夫『姿勢制御の神経生理機構』杏林書院、２０１１
リンダ・ウイルソン - パウエルズ、高倉公朋監訳、斎藤勇・寺本明訳『脳神経の機能解剖学』医学書院、１９９３
Kenneth L. Knight、田渕健一監修、Sportsmedicine Quarterly 訳編『クライオセラピー』ブックハウス・エイチディ、１９９７
ジャネット・トラベル、デイヴィッド・サイモンズ、川原群大監訳『トリガーポイントマニュアル（Ⅰ・Ⅱ）』エンタプライズ、１９９２
Carolyn Richardson, Julie Hides, Paul W. Hodges、齋藤昭彦訳『腰椎に対するモーターコントロールアプローチ』医学書院、２００８
クレイグ・リーベンソン、菊地臣一監訳『脊椎のリハビリテーション』エンタプライズ、２００８
ジェフリー・ボイリング、ナイジェル・プラスタンガ、木村哲彦監修、山口昇ほか訳『グリーブの最新徒手医学（上・下）』エンタプライズ、１９９６
Esther Gokhale, Susan Adams,"8Steps to a Pain-Free Back", Pendo Press、２００８
新田收、中丸宏二、相澤純也、小山貴之『腰痛予防のためのエクササイズとセルフケア』NAP Limited、２００９
Ian Macnab、鈴木信治訳『腰痛』医歯薬出版、１９８０
Stuart McGill、吉沢英造・才藤栄一・大谷清訳『腰痛』NAP Limited、２００５
Mark A. Jones, Darren A. Rivett、藤縄理・亀尾徹監訳、加賀なおみ・高間省吾・中村真寿美訳『マニュアルセラピー

に対するクリニカルリーズニングのすべて』協同医書出版社、２０１０
新関真人『臨床で毎日使える図解姿勢検査法』医道の日本社、２００３
ホーカン・ヨアンソン他編、間野忠明監訳、岩瀬敏・中田実訳『ストレスと筋疼痛障害』名古屋大学出版会、２０１０
ジェニー・ストロング他編、熊澤孝朗監訳、山口佳子訳『痛み学』名古屋大学出版社、２０１０
Charles T. Leonard、松村道一・森谷敏夫・小田伸午監訳『ヒトの動きの神経科学』市村出版、２００２
渡辺秀俊、岩澤昭彦、小原二郎監修『インテリアの人間工学』産調出版、２００８
小原二郎『人間工学からの発想』講談社ブルーバックス、１９８２
バーナード・ルドフスキー、加藤秀俊・多田道太郎共訳『みっともない人体』鹿島出版会、１９７９
安部孝、福永哲夫『日本人の体脂肪と筋肉分布』杏林書院、１９９５
ピーター・オプスヴィック、島崎信監修、豊田成子訳『〝座る〟を考えなおす』ガイアブックス、２００９
臼井五郎『直立機構と発病のメカニズム』エンタプライズ、２００７
ヴァートラフ・ヴォイタ、アンネグレテ・ペータース、富雅男訳『ボイタ法の治療原理〈原著第2版〉』医歯薬出版、２００２
藤原勝夫編著『姿勢制御の神経生理機構』杏林書院、２０１１
ジョン・ピネル、佐藤敬・若林孝一・泉井亮・飛鳥井望訳『ピネル バイオサイコロジー』西村書店、２００５
沖田実、松原貴子『ペインリハビリテーション入門』三輪書店、２０１９
浅井友詞・中山明峰編『前庭リハビリテーション』三輪書店、２０１５
森岡周『リハビリテーションのための神経生物学入門』協同医書出版社、２０１３
樋口貴広『運動支援の心理学』三輪書店、２０１３
R・ダグラス・フィールズ、小西史朗監訳、小松佳代子訳『もうひとつの脳』講談社ブルーバックス、２０１８
森岡周『高次脳機能の神経科学とニューロリハビリテーション』協同医書出版社、２０２０

ケリー・スターレット、ジュリエット・スターレット、グレン・コードーザ、医道の日本社編集部訳『ケリー・スターレット式「座りすぎ」ケア完全マニュアル』医道の日本社、２０１９

カルロ・ペルフェッティ、フランカ・パンテ、カルラ・リッツェッロ、マリナ・ゼルニッツ、江草典政・宮本省三監訳、小池美納・朝岡直芽訳『疼痛の認知神経リハビリテーション』協同医書出版社、２０２０

Mark Comerford, Sarah Mottram、佐藤晃一訳『キネティックコントロール』ブックハウス・エイチディ、２０１７

Jean-Claude Guimberteau, Colin Armstrong、竹井仁監訳『人の生きた筋膜の構造』医道の日本社、２０１８

※次の協会のメソッドを参考にしました。

パベル・コラー博士（理学療法士・プラハ大学）、ＤＮＳ（Dynamic Neuromusculare Stabilization）、DNS Japan

ロン・ハラスカ（理学療法士・ＰＲＩ創始者）、ＰＲＩ（Postural Restoration Institute）、PRI Japan

編集協力　小野千賀子
モデル　橘レイア

伊藤和磨（いとうかずま）

プロサッカー選手の時代に、度重なる怪我や慢性の腰痛に苦しんだ経験を、「同じような症状で悩んでいる人たちの役に立てたい」という思いから、2002年に「腰痛改善スタジオ」を開業。以来、書籍や口コミで存在を知った患者が、全国各地から毎日訪れている。'21年、一般社団法人日本姿勢道を設立し、「最適な身体の使い型」の啓発活動に注力している。『痛みと歪みを治す健康ストレッチ』『腰痛を治すからだの使い方』（以上、池田書店）、『腰痛はアタマで治す』（集英社新書）、『アゴを引けば身体が変わる』（光文社新書）、『アゴトレ』（光文社）など、セルフケアに関する著書を多数執筆。

痛《いた》みが消《き》えていく身体《からだ》の使《つか》い「型《かた》」

2022年9月30日初版1刷発行

著　者 —— 伊藤和磨
発行者 —— 三宅貴久
装　幀 —— アラン・チャン
印刷所 —— 近代美術
製本所 —— ナショナル製本
発行所 —— 株式会社光文社
東京都文京区音羽1-16-6（〒112-8011）
https://www.kobunsha.com/
電　話 —— 編集部03(5395)8289　書籍販売部03(5395)8116
業務部03(5395)8125
メール —— sinsyo@kobunsha.com

ISBN 978-4-334-04628-6

光文社新書

1208
牟田口廉也とインパール作戦
日本陸軍「無責任の総和」を問う
関口高史
いつ、誰の、どのような意思決定で計画・実施されたのか？　失敗の原因はどこにあるのか？　軍事研究のプロが緻密な分析で、従来の牟田口像とインパール作戦の「常識」を覆す。
978-4-334-04616-3

1209
検証　内閣法制局の近現代史
倉山満
首相官邸や財務省を抑え込むほどの力を持つ内閣法制局。その力の源はどこにあるのか？　ロングセラー『検証　財務省の近現代史』『検証　検察庁の近現代史』に次ぐ、三部作完結編！
978-4-334-04617-0

1210
エベレストの空
上田優紀
緑溢れる麓の街道、標高８０００ｍからの夜明け、天空に突き刺さる黒い頂——。挑戦した人だけが知るエベレストの全貌をネイチャーフォトグラファーが鮮やかな写真とともに描く。
978-4-334-04618-7

1211
鎌倉幕府抗争史
御家人間抗争の二十七年
細川重男
源頼朝亡き後、鎌倉幕府は異常ともいえる内紛と流血の時代を迎えた。御家人同士の抗争劇から浮かび上がる鎌倉時代初期の政治史と、武士たちのリアルな生き様を活写する。
978-4-334-04619-4

1212
萩尾望都がいる
長山靖生
『ポーの一族』『トーマの心臓』『11人いる！』『イグアナの娘』…SF、ジェンダー、多様性、親子関係etc.、常に時代の先を行くその表現に我々は何を学んだのか。魅力と活躍の軌跡を辿る。
978-4-334-04620-0

1213
いままで起きたこと、これから起きること。
「周期」で読み解く世界の未来
高城剛

社会は循環し、万物に周期が存在する。２０２０年代の現在あらゆる分野のサイクルが幾重にも重なる転換点に立っている。時代の大波を知り、サバイブするためのヒントを共有する。

978-4-334-04606-4

1214
IoTと日本のアーキテクチャー戦略
柴田友厚

いま、なぜアーキテクチャー戦略が重要なのか？　トヨタ、ダイキン、コマツ……世界で成功している企業から何が学べるか？二つの重要なキーワードから、日本企業が採るべき道を探る。

978-4-334-04621-7

1215
会話を哲学する
コミュニケーションとマニピュレーション
三木那由他

会話とは言葉をもって互いに影響を与え合う営みなのか？　漫画や小説などを題材に、コミュニケーションとマニピュレーションという二つの観点から、会話という行為の魅力を解き明かす。

978-4-334-04622-4

1216
昭和の東京郊外 住宅開発秘史
三浦展

戦後、住宅難から発生した土地開発バブルによる悲喜こもごものドラマを経て郊外は発展していった。当時の不動産チラシをもとに跡地を訪ね、家と町の歴史を考証する新しい住宅史。

978-4-334-04623-1

1217
農家はもっと減っていい
農業の「常識」はウソだらけ
久松達央

「農家」の8割が売上５００万円以下という残念な事実／農地転用という農家の「不都合な真実」／――農業に関する様々なウソに丁寧に反論し、これからの日本の農業のあり方を考える。

978-4-334-04624-8

光文社新書

1218
宇宙を動かしているものは何か
谷口義明

約一三八億年前に生まれ、膨張を続ける宇宙。謎が多いこの宇宙は、私たちが思っている以上にシンプルだ――。鍵を握るキーワードとは？　天文学者が「宇宙のエンジン」を総点検。

978-4-334-04625-5

1219
射精道
今井伸

射精は一日にしてならず――思春期から中高年まで、知っておくべき正しい扱い方と心構え、練習の重要性とは。性機能と生殖医療の専門医が、各年代で現れやすい問題と対策を解説。

978-4-334-04626-2

1220
日本の高山植物
どうやって生きているの？
工藤岳

乾燥、強風、のちに豪雪――。過酷な環境に咲く可憐な高山植物には、したたかな生存戦略があった。この道三十年の植物学者が語り尽くす〝高嶺の花〟の秘密と魅力。

978-4-334-04627-9

1221
痛みが消えていく身体の使い「型」
伊藤和磨

日常動作の「型」を知り、実践し続けることで、慢性痛や不調が消えていく――「伝統＋科学」で正しい姿勢とフォームを身につける。すべての「型」やエクササイズを動画で解説。

978-4-334-04628-6

1222
「友だち」から自由になる
石田光規

「友だち」とはメッセージ性が強すぎる概念だ！　古代ギリシアの時代から「友だち」がいかに変質してきたかを示しつつ、それでもなお成立する友情について探る。現代人のための新しい友人論。

978-4-334-04629-3